中国医学临床百家

刘全忠 / 著

沙眼衣原体泌尿生殖道感染
刘全忠 2019 观点

科学技术文献出版社
SCIENTIFIC AND TECHNICAL DOCUMENTATION PRESS

·北京·

图书在版编目（CIP）数据

沙眼衣原体泌尿生殖道感染刘全忠2019观点 / 刘全忠著. —北京：科学技术文献出版社，2018.10（2019.5重印）
ISBN 978-7-5189-4843-7

Ⅰ.①沙…　Ⅱ.①刘…　Ⅲ.①泌尿生殖系统—衣原体感染　Ⅳ.① R518.5

中国版本图书馆 CIP 数据核字（2018）第 225883 号

沙眼衣原体泌尿生殖道感染刘全忠2019观点

策划编辑: 鲍冬旭　责任编辑: 巨娟梅　王梦莹　责任校对: 文　浩　责任出版: 张志平

出　版　者　科学技术文献出版社
地　　　址　北京市复兴路15号　邮编　100038
编　务　部　(010) 58882938, 58882087（传真）
发　行　部　(010) 58882868, 58882870（传真）
邮　购　部　(010) 58882873
官方网址　www.stdp.com.cn
发　行　者　科学技术文献出版社发行　全国各地新华书店经销
印　刷　者　北京虎彩文化传播有限公司
版　　　次　2018 年 10 月第 1 版　2019 年 5 月第 2 次印刷
开　　　本　710×1000　1/16
字　　　数　106千
印　　　张　11.75　彩插14面
书　　　号　ISBN 978-7-5189-4843-7
定　　　价　98.00元

序
Foreword

韩启德

　　欧洲文艺复兴后，以维萨利发表《人体构造》为标志，现代医学不断发展，特别是从 19 世纪末开始，随着科学技术成果大量应用于医学，现代医学发展日新月异，发生了根本性的变化。

　　在过去的一个世纪里，我国现代化进程加快，现代医学也急起直追。但由于启程晚，经济社会发展落后，在相当长的时期里，我国的现代医学远远落后于发达国家。记得 20 世纪 50 年代，我虽然生活在上海这个最发达的城市里，但是母亲做子宫切除术还要到全市最高级的医院才能完成；我患猩红热继发严重风湿性心包炎，只在最严重昏迷时用过一点青霉素。20世纪60—70年代，我从上海第一医学院毕业后到陕西农村基层工作，在很多时候还只能靠"一根针，一把草"治病。但是改革开放仅仅30多年，我国现代医学的发展水平已经接近发达国家。可以说，世界上所有先进的诊疗方法，中国的医生都能做，有的还做得更好。更为可喜的是，近年来我国医学界开始取得越来越多的原创性成果，在某些点上已经处于世界领先地位。中国医生已经不再盲从发达国家的疾病诊疗指南，而能根据我们自己的经验和发现，根据我国自己的实际情况制定临床标准和规范。我们越来越有自己的东西了。

要把我们"自己的东西"扩展开来，要获得越来越多"自己的东西"，就必须加强学术交流。我们一直非常重视与国外的学术交流，第一时间掌握国外学术动向，越来越多地参与国际学术会议，有了"自己的东西"也总是要在国外著名刊物去发表。但与此同时，我们更需要重视国内的学术交流，第一时间把自己的创新成果和可贵的经验传播给国内同行，不仅为加强学术互动，促进学术发展，更为学术成果的推广和应用，推动我国医学事业发展。

我国医学发展很不平衡，经济发达地区与落后地区之间差别巨大，先进医疗技术往往只有在大城市、大医院才能开展。在这种情况下，更需要采取有效方式，把现代医学的最新进展以及我国自己的研究成果和先进经验广泛传播开去。

基于以上考虑，科学技术文献出版社精心策划出版《中国医学临床百家》丛书。每本书涵盖一种或一类疾病，由该疾病领域领军专家撰写，重点介绍学术发展历史和最新研究进展，并提供具体临床实践指导。临床疾病上千种，丛书拟以每年百种以上规模持续出版，高时效性地整体展示我国临床研究和实践的最高水平，不能不说是一个重大和艰难的任务。

我浏览了丛书中已经完稿的几本书，感觉都写得很好，既全面阐述了有关疾病的基本知识及其来龙去脉，又介绍了疾病的最新进展，包括笔者本人及其团队的创新性观点和临床经验，学风严谨，内容深入浅出。相信每一本都保持这样质量的书定会受到医学界的欢迎，成为我国又一项成功的优秀出版工程。

《中国医学临床百家》丛书出版工程的启动，是我国现代医学百年进步的标志，也必将对我国临床医学发展起到积极的推动作用。衷心希望《中国医学临床百家》丛书的出版取得圆满成功！

　　是为序。

作者简介
Author introduction

　　刘全忠，天津医科大学博士、美国马里兰大学博士后、教授、博士生导师，主任医师，天津医科大学总医院皮肤病与性病学科主任、性病研究所所长。从事皮肤病性病临床、教学和科研30多年，主要研究方向为性传播疾病、化妆品皮炎。

　　中华医学会皮肤性病学分会常委，十二届中华医学会皮肤性病学分会副主任委员，中国医师协会皮肤科医师分会性病亚专业委员会第一至第四届主任委员，中华医学会皮肤性病学分会性病学组第十二、十三届组长，天津市医学会皮肤性病专业委员会主任委员，《中华皮肤科杂志》副总编，《中国皮肤性病学杂志》第五、六届副主编，国家自然科学基金委员会第十二届专家评审组二审评委。专家称号有：国家科学技术奖评审专家，中国科学技术协会高层次人才专家，中华医学会皮肤性病学分会生殖道衣原体感染研究中心首席专家和梅毒研究中心首席专家，中国衣原体研究学会主席，中国微生物免疫学会四体学组副组长等。

主持国家自然科学基金、文化部和天津市科委等基金项目9项，获省部级科技成果5项；国家发明专利5项；著作14部，其中教材和指南3部；发表论文219篇，其中SCI 33篇（近5年28篇），核心期刊186篇；著作10部。已培养博士19名，硕士74名。

前 言
Preface

　　我从事衣原体感染的临床治疗和研究已有 30 余年。把这个疾病当作主攻方向从事了一辈子，让我和我的团队在这个疾病上有了大量的积累，不仅仅是临床经验和诊疗技术，在病例和标本的积累，研究工具的健全和研究本身方面也有了相当多的积淀。非常欣喜的是，通过国际衣原体学会，我认识了很多国际衣原体研究团队，也结识了很多国内的衣原体研究团队和名人。在得到帮助和协助的同时，我们的研究更加深入和合理。

　　沙眼衣原体泌尿生殖道感染已经是一个严重的社会问题，美国疾病预防控制中心把它作为第一个严密监控的性传播疾病，但在我国却是一个被严重低估的常见病。从非淋菌性尿道炎到生殖道沙眼衣原体感染不仅是概念的更新，而是要将它当作一个系统的疾病来防控。沙眼衣原体泌尿生殖道感染的判定和诊治十分复杂。疫苗研制一直在进行，其所引发的人类沙眼衣原体免疫及免疫病理，使得希望与失望并存。一个让国际相关认识颠覆的现象是沙眼衣原体的清除远不是那么容易，所谓的衣原体对抗生素敏感有巨大的漏洞！沙眼衣原体治疗抵抗与耐药已经是一个不争的事实，还有众多问题要解决。沙眼衣原体生殖道感染已经处在"新旧转变"的重要时刻，对衣原体的认识和防控措施需要有国际性的改变。

我希望从事衣原体感染治疗和研究的同道能看到这本书，在同我交流的同时，把目前的难题更好地深入研究下去。

我希望从事预防感染的专家学者和相关的政府官员也能看到这本书，在校正我们数据的同时，把我国衣原体感染引发的巨大问题当作一件大事。

我希望年轻的学生也能静下心来耐心地读读这本书，一个病原体，一个疾病，能让你把病原生物学、感染免疫、耐药与变异同临床检验、治疗联系起来。

本来预计写这样一本专题书需要用半年的时间，没想到却用了2年多的时间。平心静气地讲，尽管从业30年，但要系统地写出来，我深感自己对衣原体的了解不够全面，不够深入，或支离破碎，或钻了牛角。让我感觉到自己的巨大的不足、能力和精力的有限。本书一定有很多缺点和不足，如果观点不正确，请大家批评指正。

在本书的编写过程中，我的团队成员和研究生邵丽丽、练婷婷、陈晗、孙长贵、周全等参加了编写和审定工作，在此表达感谢。

本书呈献给大家的，不是衣原体方面的详细知识，而是我的个人观点，有些偏颇，有些急切，更有些责任。本书发行后，希望起到抛砖引玉的作用，让那些长期从事衣原体研究的专家和从事防控的学者拿出更好的观点和措施，把我们国家的衣原体防治工作做好。

2018 年 9 月

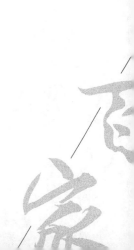

目 录
Contents

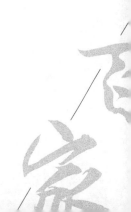

沙眼衣原体泌尿生殖道感染：一个
被我国严重低估的常见病

1. 沙眼衣原体感染不简单

在医学生和其他学科医生眼里，无论是在教科书，还是在定期更新的诊疗规范、指南中，沙眼衣原体泌尿生殖道感染仅仅是不足 1500 字内容的小病；而在以性病为主要内容的皮肤性病医生内心，绝大多数沙眼衣原体泌尿生殖道感染不能靠临床症状和体征去观察和判定，实验室化验的不确切，加之治疗效果的不肯定和随后疗效判定的艰难，让相当一部分医生对沙眼衣原体感染的患者失去了信心和耐心，因此从事衣原体临床和基础研究的队伍越来越少，甚至在基金和防治的投入也少得可怜，并在很长一段时间不被列为必须上报监控的疾病。

在国际实际上有相当大的团队在从事衣原体的临床和实验研究，投入到衣原体研究的人力和物力仅次于艾滋病。以美国为例，从 1990 年到 2015 年投入到衣原体研究的经费每年近数千万美元，占全部性病研究经费的一半以上。十几年来，国际上对衣原体的认识已越来越深入、清晰，使得临床检验越来越准确，距离精准医疗也越来越近。

综观衣原体这一类微生物，随着科学的发达，社会的开放，它与人类的关系也将越来越密切（图 1）。其所致疾病范围，亦日渐扩展到临床各科。

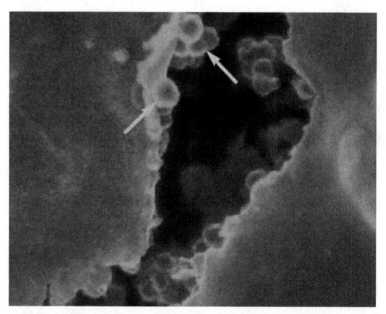

图 1 包涵体裂开后内有大量沙眼衣原体的原体（彩图见彩插 1）

就沙眼衣原体而言，发现之初，仅涉及沙眼、包涵体结膜炎及其并发后遗症引起的致盲，这些只是眼科医生所关心的问题。后来发现 Reiter 综合征可以由沙眼衣体引起，临床上同时有结膜炎、尿道炎和关节炎三种疾病并存，所以又逐渐被泌尿科和骨科的医生所重视。此后又发现男性非淋菌性尿道炎，女性宫颈炎、输卵管炎、不孕症等，均可由衣原体引起，还可引起肝周炎。患有生殖道衣原体感染的妇女所生的婴儿还可发生结膜炎和肺炎，这样又涉及妇产科、儿科和内科。此类感染不仅需要配偶同时治疗，而且还可严重影响下一代，并在人群中广为传播，因此治疗衣原体感染又成为性传播疾病科医生的重要任务之一。当前的注意力已从最初的眼部感染转移到泌尿生殖系统和循环系统的衣原体感染上。

目前衣原体感染已成为一个严重的社会问题。一方面，衣原体已成为性传播疾病中最常见的病原体（图2，图3）；另一方面，衣原体可引起严重的持续感染。高达70%的女性宫颈炎患者和50%的男性尿道感染者是无症状的携带者，虽然无症状，这些人却是社会上最大的潜在传染源，使得衣原体的感染呈几何倍数上升，并严重影响优生优育，西方国家已将衣原体作为孕妇检查的法定常规之一。我国卫生行政部门也应考虑是否应该把衣原体作为婚前检查和产前检查的必要检测项目之一。

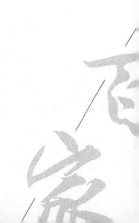

生殖道沙眼衣原体感染是疾病负担最高的可治愈性传播感染

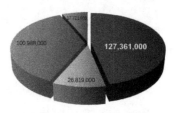

Global estimates of adults infected with different STIs (2012)

全球感染不同性病的成人数(百万)(2012年)

■衣原体 ■淋病 ■滴虫 ■梅毒

图2　2012年全球感染不同性病的成人数（彩图见彩插2）

STD DIAGNOSES AMONG KEY U.S. POPULATIONS, 5-YEAR TRENDS

	2013	2014	2015	2016	2017*
Chlamydia	1,401,906	1,441,789	1,526,658	1,598,354	1,708,569
Among young women (aged 15 to 24)	715,983	709,170	724,709	735,027	771,340
Gonorrhea	333,004	350,062	395,216	468,514	555,608
Among women	163,208	162,608	173,514	197,499	232,587
Among men	169,130	186,943	221,070	270,033	322,169
Primary & secondary syphilis	17,375	19,999	23,872	27,814	30,644
*Among MSM***	10,451	12,226	14,229	16,149	17,736
Combined cases	1,752,285	1,811,850	1,945,746	2,094,682	2,294,821

*Preliminary data
**Men who have sex with men

For more information, visit
cdc.gov/nchhstp/newsroom

CDC　U.S. Department of Health and Human Services Centers for Disease Control and Prevention

图3　2013—2017年美国沙眼衣原体生殖道感染的发病率与所占比（彩图见彩插3）

实际上我国学者在衣原体研究的历史上有过辉煌的成就，国际上首次将沙眼衣原体分离培养成功的是我国的汤飞凡教授，这在衣原体研究的历史上具有划时代的意义。当国际衣原体大会回顾历史时，汤飞凡教授的照片和业绩展现在来自世界各地的学者面前——几乎没有哪个国内学者有如此殊荣，他也被当今认为本应该是中国大陆诺贝尔自然科学奖的第一人。汤非凡教授对科学、对衣原体研究的执着献身精神令所有的人动容（图4）。

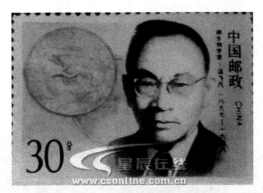

图4 汤飞凡教授纪念邮票和金质奖章

在 2015 年 4 月美国新奥尔良的第 7 届衣原体大会上，那些在美国等许多发达国家的中国学者和中国去参会的学者（其中包括衣原体研究领域领军者美国籍的钟光明教授），都一致提议成立一个包括国外的华人学者在内的中国的衣原体学会，涵盖基础、临床和动物研究。并希望成立以衣原体研究为主要内容的汤飞凡基金会。2015 年 8 月在合肥的年会上启动了筹备会，2017 年在中国兰州举行了第一届中国衣原体研究学术研讨会（图5）。诚挚欢迎有志从事衣原体研究的同道加入到这个同国际接轨的行列中来。

中华医学会皮肤性病学分会在 2010 年成立了有 20 个全国三甲医院参加的生殖道衣原体感染研究中心（图6），我和徐金华教授作为首席专家，组织了一项沙眼衣原体泌尿生殖道感染临床疗效评价的多中心随访研究，虽然几年来进行艰难，但为衣原体持续感染和治疗失败上达成的专家共识奠定了基础，其对衣原体临床诊疗指南的意义不言而喻。我们对衣原体噬菌体和噬菌体多肽对沙眼衣原体的抑制作用进行了开拓性研究，迄今为止国际上尚无其他团队做这方面的研究。而病原的噬菌体治疗应该是自然科学意义上的最准确的精准医疗。

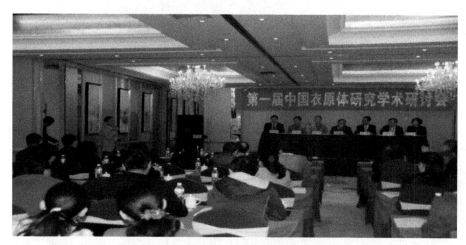

图 5　第一届中国衣原体研究学术研讨会 2017 年 5 月 6—8 日在兰州举行

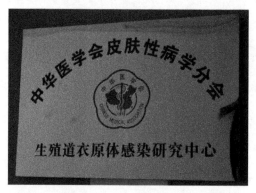

图 6　2010 年成立的生殖道衣原体感染研究中心

精准医疗作为美国和我国的国家战略正在如火如荼地进行。个人理解，靶目标检测和靶向治疗才是真正意义上的精准医疗，而现今临床能达到这种程度的治疗非常少，更多的是病因不清、机制不明的疾病。病因不清，何谈精准医疗？即使病因清楚，如感染疾病的病原体，抗病原体药物在针对目的病原体作用的同时，也作用于其他病原体，这会引起微环境改变和菌群失调，只有专一的噬菌体才只针对希望作用的病原体。

精准医疗是最理想的医疗，需要政治的推动；精准医疗也是实实在在的科学，需要扎扎实实的疾病的病因研究、机制研究、靶目标空间构型的时空定位、治疗措施特异结合作用的探讨，这一过程需要长期、扎实、艰苦的努力。

2. 沙眼衣原体的致病性

衣原体（chlamydia）已越来越成为导致人类疾病的重要病原体，它曾引起全世界范围内沙眼的广泛流行，造成严重的危害，迄今仍是一些发展中国家致盲的首要原因。80 年代中期，衣原体又成为性传播疾病（sexually transmitted diseases，STD）的主要病原体之一，在世界各地的感染率迅速上升，在发达国家是性传播疾病的首位病原体，常引起感染后不孕等严重并发症。90 年代发现衣原体可引起病情迁延的肺炎，近年来又发现其与动脉硬化、冠心病有关，衣原体已逐渐成为世界研究的新热点。

衣原体广泛地寄生于人类、一些哺乳动物及鸟类。能引起人类疾病的有沙眼衣原体（chlamydia trachomatis，C.t）、肺炎衣原体（chlamydia pneumoniae，C.pne）、鹦鹉热衣原体（chlamydia psittaei，C.psi）和家畜衣原体（chlamydia pecorum，C.pec）。鹦

鹦热衣原体（C.psi）由鸟类或哺乳动物传播，家畜衣原体（C.pec）可引起牛、羊等动物疾病，至今尚无引起人类疾病的相关报道。

沙眼衣原体主要分18种基因型，其中A～C型是引起沙眼的主要病原体，D～K型可以通过性接触传播引起泌尿生殖道感染，L1～L3型可以经性接触传播导致性病性淋巴肉芽肿（lymphogranuloma venereum，LGV）。

（1）沙眼是由沙眼衣原体A、B、Ba、C血清型引起的一种慢性传染性结膜角膜炎。因其在睑结膜表面形成粗糙不平的外观，形似沙粒，故名沙眼（图7）。本病病变过程早期结膜有浸润，如乳头、滤泡增生，同时发生角膜血管翳；晚期由于受累的睑结膜发生瘢痕，以致眼睑内翻畸形，加重角膜的损伤，可严重影响视力甚至造成失明，是导致失明的主要原因。本病多发生于儿童或少年期。经直接或间接接触传播，即眼－眼或眼－手－

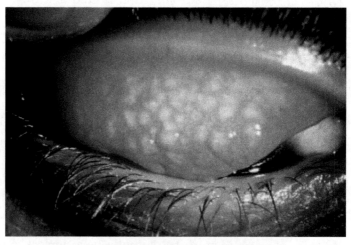

图7　睑结膜表面形成的外观（彩图见彩插4）

眼的途径传播。因此，应加强宣传教育，培养良好卫生习惯。不用手揉眼，毛巾、手帕要勤洗、晒干；托儿所、学校、工厂等集体单位应分盆分巾或流水洗脸。

（2）泌尿生殖道感染由沙眼衣原体 D、Da、E、F、G、H、I、Ia、J、K 和 L2a 血清型引起，经性接触传播或围产期母婴传播。男性多表现为尿道炎，不经治疗可缓解，但多数转变成慢性并可合并附睾炎、前列腺炎、直肠炎等。女性能引起尿道炎、宫颈炎、盆腔炎等，输卵管炎是较严重并发症。亦可致反应性关节炎、Reiter 综合征和不孕不育等。孕妇沙眼衣原体泌尿生殖道感染可致病理性妊娠，对母婴均造成危险，可能导致流产、早产、胎膜破裂、低出生体重儿、围产期婴儿感染。

大约 2/3 的沙眼衣原体感染者没有症状，但感染可持续存在并引起男性、女性和新生儿的一系列严重的并发症，包括女性的盆腔炎、异位妊娠和输卵管性不孕（图 8），男性的尿道炎、附睾炎及新生儿的眼结合膜炎和肺炎等，而且症状的隐匿性更增加了沙眼衣原体在人群中传播的几率。

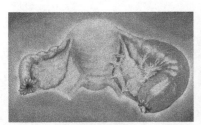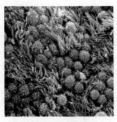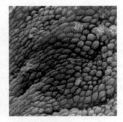

图 8　输卵管早期水肿（左），晚期纤维化瘢痕（右）（彩图见彩插 5）

（3）性病性淋巴肉芽肿由沙眼衣原体 L1、L2 和 L3 血清型引起，主要通过性接触传播，男性侵犯腹股沟淋巴结，引起化脓性淋巴结炎和慢性淋巴肉芽肿（图9）。女性可侵犯会阴、肛门、直肠，出现会阴 – 肛门 – 直肠组织狭窄。LGV 可累及生殖器、直肠及淋巴结，导致溃疡、脓肿和瘘管的发生，晚期可引起外生殖器象皮肿、挛缩性瘢痕和直肠狭窄等严重后遗症。

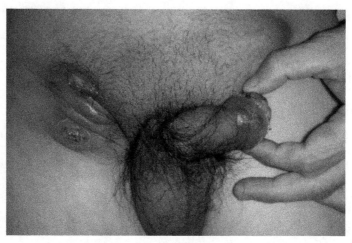

图9　性病性淋巴肉芽肿的沟槽征和喷壶样外观（彩图见彩插6）

（4）儿童沙眼衣原体感染可致结膜炎、咽炎、肺炎、阴道炎、心内膜炎、心肌炎和中耳炎等。结膜炎是新生儿感染最常见的形式，发生于出生后2周左右。由沙眼衣原体引起的间质性肺炎也比较常见，主要发生在2～16周龄，干咳逐渐进展为呼吸急促并伴有结膜炎，但一般情况良好，很少伴有发热。

有研究表明，沙眼衣原体感染与高危型的人乳头瘤病毒感染

(human papilloma virus，HPV）相关，而且可能会增加宫颈癌的发病风险。多项前瞻性和回顾性研究表明，C.t 感染可增加宫颈癌发病风险 2 倍以上，C.t 合并 HPV 感染可以增加宫颈癌发病风险 3 ～ 5 倍。此外，合并沙眼衣原体感染（C.t 感染）的艾滋病（acquired immune defficiency syndrome，AIDS）患者分泌物中 HIV 病毒的排放量为不合并感染者的 3 倍，可增加 HIV 病毒传播风险 3 ～ 5 倍。

3. 全球沙眼衣原体泌尿生殖道感染流行状况

世界卫生组织（World Health Organizations，WHO）估计 2008 年全球 4 种性传播感染（STI，包括梅毒、淋病、C.t 感染和滴虫感染）新发病例共 4.989 亿，其中 C.t 病例为 1.057 亿，与 2005 年相比上升 4.1%。不同 WHO 区域的发病数和患病数见表 1，西太平洋区域（我国所在的区域）的发病数和患病数最高，2008 年分别占全球数的 37.8% 和 37.6%。

表 1　不同 WHO 区域生殖道沙眼衣原体感染状况

WHO 区域	估计发病数（万）		估计患病数（万）	
	2008 年	2012 年	2008 年	2012 年
非洲区域	830	1201.6	910	1316.1
美洲区域	2640	2473.5	2520	2325.6
东南亚区域	720	1378.9	800	1508.6
欧洲区域	2060	892.9	1730	826.2

续表

WHO 区域	估计发病数（万）		估计患病数（万）	
	2008 年	2012 年	2008 年	2012 年
东地中海区域	320	1052.7	300	1005.9
西太平洋区域	4000	6093.6	3780	5753.6
合计	10570	13093	10040	12736

注：数据来源：Public Health Agency of Canada .Report on sexually transmitted infections in Canada, 2012.

基于 2005 ～ 2012 年的资料，全球女性和男性人群 C.t 感染的平均患病率分别为 4.2% 和 2.7%。不同区域间的患病率有所不同，东南亚区域最低（女 1.8%，男 1.3%），西太平洋区域最高（女 7.6%，男 5.2%）。全球女性和男性人群 C.t 感染的平均发病率分别为 3.8% 和 3.3%。基于这些发病率和患病率估计，推算全球 2012 年的 C.t 感染患者数为 1.273 亿，发病数为 13 亿（表 2）。虽然，该估计数并不能与 2008 年的估计数直接进行比较，但可以看到在针对 C.t 感染开展筛查和治疗较多的国家和区域（美洲和欧洲区域），C.t 感染的发病数和患病数均有明显的下降。与 2008 年一样，全球 C.t 感染发病和患病最多的地区是西太平洋区域。

表 2 我国与部分发达国家的生殖道沙眼衣原体感染发病率

国家	报告年份	资料来源	报告发病率 (/10 万)
中国	2015	监测点监测资料	37.1
美国	2014	全国监测资料	456.1
加拿大	2012	全国监测资料	298.7

续表

国家	报告年份	资料来源	报告发病率 (/10 万)
英国	2013	全国监测资料	369.3
澳大利亚	2013	全国监测资料	359.0

4. 部分国家沙眼衣原体泌尿生殖道感染流行状况

普遍认为，C.t 感染在发达国家和发展中国家均极为常见。但是，由于许多国家对 C.t 感染尚缺乏认识，加上在检测手段上还存在着可及性和可负担性等因素的影响，目前在许多国家（特别是发展中国家）尚缺乏有关 C.t 感染状况的流行病学资料（图10）。进入 20 世纪 90 年代，许多发达国家沙眼衣原体感染病例数超过淋病跃居性传播感染的首位。2006 年美国报告的 C.t 感染病例数首次超过 100 万，为淋病报告病例数的 3 倍，之后该差距越来越大。

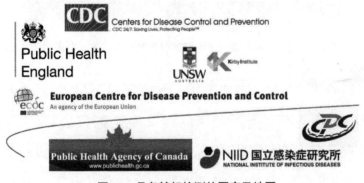

图 10　具备较好检测的国家及地区

据估计，美国每年约有 280 万新发沙眼衣原体感染病例，其中大多数感染病例由于缺乏临床症状或症状轻微而未被诊断。近年来，经典的性病，如淋病和梅毒等在美国呈现稳中有降的趋势，而 C.t 感染却迅速上升，位居各类性病的发病率之首（图 11）；2014 年，美国全国报告 C.t 感染病例 144.2 万，报告发病率为 456.1/10 万，分别是淋病和梅毒发病率的 4 倍和 20 倍以上；在报告的病例中，女性占 70%，主要分布在 15 ～ 34 岁的性活跃年龄中（占 91%）。

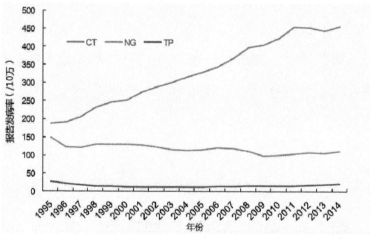

图 11 美国 1995—2014 年生殖道沙眼衣原体感染发病率（彩图见彩插 7）

自 2002 年以来，加拿大的 C.t 感染在不同性别和年龄组人群中均呈现逐年上升的趋势。2012 年全国报告 C.t 感染病例 103 716 例，报告发病率为 298.7/10 万，较 2003 年上升 57.6%。女性人群的发病率从 2003 年报告的 256.5/10 万上升到 2012 年的

383.5/10 万（上升 49.5%），男性人群从 121/10 万上升到 212.0/10 万（上升 74.8%）；在男女性中，均以 20～24 岁年龄组的报告发病率最高。

欧洲地区从 2004 年后 C.t 感染的报告病例数逐年上升。虽然，在该地区部分国家的报告系统尚不完善，但是在整个欧洲地区 C.t 感染是报告最多的性传播感染。报告病例数的增长在一定程度上是由于政策变化（要求对无症状重点人群进行普遍筛查）和检测手段的改变（从既往的培养变化为核酸检测）而引发。2013 年，26 个欧盟 / 欧洲经济区成员共报告 C.t 感染病例 38.5 万例，报告发病率为 182/10 万。报告病例的 67% 是年龄为 15～24 岁的性活跃人群，以 20～24 岁女性人群的发病率最高（1717/10 万）。

近十年来，澳大利亚报告 C.t 感染病例数也表现出持续上升的趋势，至 2012 年达到最高，报告发病率为 364/10 万。2013 年报告 C.t 感染病例 82537 例，较 2012 年略有所下降；同样，报告女性发病率高于男性，15～19 岁年龄组的男女性别比为 1:3。在年龄组发病率上，以 15～24 岁年龄组人群报告发病率最高，其报告发病患者数占全部报告数 60% 左右。

在这些发达国家呈现的 C.t 感染报告发病数或发病率趋势，可能并不能完全说明 C.t 感染流行病学演变的全部情况，可能还与 C.t 筛查力度的加大、对无症状感染认识的增强及病例上报数量增加等因素有关。例如，从欧盟 / 欧洲经济区部分国家 C.t 感染控制工作与诊断率可见，在推行重点人群普遍筛查的英国报告发病率最高，其次是开展针对高危人群检测的国家，在没有开展有组织控制项目的国家最低（图12，图13）。

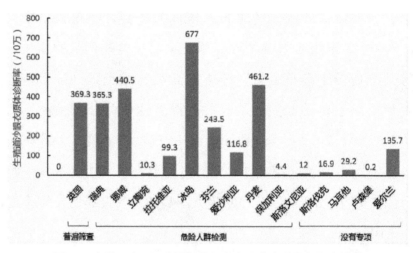

图12 欧盟／欧洲经济区部分国家生殖道沙眼衣原体诊断率

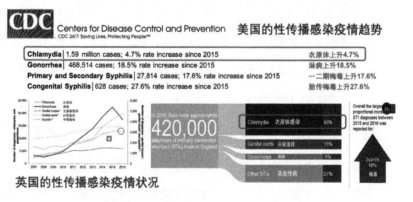

图13 美国和英国衣原体感染率一直在上升（彩图见彩插8）

5. 我国沙眼衣原体泌尿生殖道感染流行状况

我国 2006 年之前的性病监测报告系统一直未将泌尿生殖道沙眼衣原体感染作为单独的性传播感染（sexually transmitted infection，STI）进行报告，而是将其并入非淋球菌性尿道炎（non gonococcal urethritis，NGU）进行报告。非淋菌性尿道炎发病率在我国呈逐年上升趋势。据全国性病麻风病控制中心流行病学分析报告，1997 年非淋菌性尿道炎占所报告的性病总数的 18.61%，年发病率为 6.95/10 万；1998 年非淋菌性尿道炎在各类性病中占 19.22%，年发病率为 9.74/10 万，比上一年增长41.51%；1999 年非淋菌性尿道炎在各类性病中占 21.85%，年发病率为 14.78/10 万，比上一年增长 50.53%；自 2002 年 NGU 报告的病例数超过淋病居所有规定报告 STD 的首位，在随后的几年中均占所报告 STD 构成比的 35% 以上。而非淋菌性尿道炎中，约一半以上的病原体是沙眼衣原体。

2006 年中国疾病预防和控制中心（Chinese Centers for Disease Control and Prevention，CDC）把非淋菌性尿道炎更改为生殖道沙眼衣原体感染，但未作为必须上报检测的性传播疾病，但保留了性病检测哨点。在部分地区设立的性病监测哨点报告数据表明，2011—2015 年间报告的发病率在 35.8/10 万 ~ 37.1/10 万之间，2017 年上升到 45/10 万。作为 WHO 检测全球发病率最高的西亚太地区，我国的发病率远远低于欧美（368/10 万 ~ 497/10 万）。但是在我国一些检测做得好的地区：珠江三角洲、长江三角洲等感染率达 615.99/10 万。

自从 2007 年以来，我国通过在全国建立 105 个性病监测地区开展 C.t 感染的病例报告，与部分发达国家的 C.t 感染报告发病率比较可见，我国的报告发病率远远低于这些国家（图 14，图 15）。个人认为：绝不是我国发病率低，而是发现报告严重不足。其原因主要与我国对 C.t 感染重视不够、对它的危害认识不足、存在严重的漏诊、对高危人群的筛查 / 检测发现 C.t 感染的力度不够有关。因此，C.t 感染的发病情况在我国的真面目还有待进一步揭示。我国年轻人特别高的不孕率与衣原体感染有重要的关联。当各界津津乐道试管婴儿和体外受孕的巨大成果时，应该意识到这从另一个角度看是一种悲哀。

我国衣原体感染发现病例数增加但发现报告存在严重不足

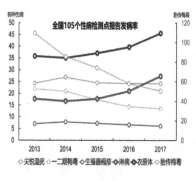

图 14　中国衣原体感染的报病数很低（彩图见彩插 9）

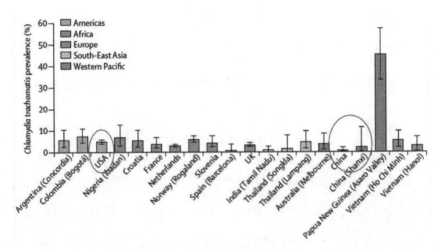

图 15　不同国家 25 岁以下女性生殖道衣原体感染率（彩图见彩插 10）

　　核酸检测在我国经历了非常艰难的时期，由于高假阳性率和滥用，曾被全面禁止用于临床检测近十年。这期间核酸技术在美国得到飞速发展，逐渐成为衣原体检测新的"金标准"。近年我国在悄悄解禁，但相对于广大的患者和医疗机构数量，可以做临床核酸检测的机构数量少得可怜，绝大多数机构使用的还是非核酸方法。即使这样，在 1999—2000 年在全国范围内的一项分层概率抽样调查中，女性人群中 C.t 感染率已经达到 2.6%，男性人群为 2.1%。2010 年在我国对部分城市的高危人群调查发现，暗娼人群、男男性行为人群和性病门诊就诊者人群的生殖道 C.t 感染率分别为 17.3%、6.54% 和 6.9%。在深圳地区的一项调查表明，男男性行为者肛门直肠和尿道 C.t 感染率分别为 10.9% 和 5.3%，有 2.5% 的被调查者同时有直肠和尿道的 C.t 感染。因此，我国衣原体生殖道感染的情况绝不比美国轻，产生的并发症和后遗症对优生优育带来的严重的后果也绝对不比美国少。美国疾病控制与预防中心（CDC）把衣原体生殖道感染作为性病检测的第一位，投入几乎与 HIV 感染一样的财力和人力，这值得我们深思。

6. 沙眼衣原体感染的严重危害

众所周知，生殖道沙眼衣原体感染危害严重，对男性患者，可导致附睾炎，其发生率约为 1%。在女性患者中，其危害性更大，高达 70% 的女性感染者为无症状的亚临床感染，易被忽视，引起一系列严重的并发症和后遗症，很多患者在就诊时发现感染已上行侵犯子宫内膜、输卵管和盆腔，造成慢性输卵管炎、慢性盆腔炎（pelvic inflammatory disease，PID），盆腔炎发生率为 20% ～ 40%。众多的资料直接或间接表明：C.t 感染是女性不孕、异位妊娠的重要病因，10% ～ 20% C.t 感染的女性患者会发生输卵管性不孕，我国越来越多的青年不孕、接受体外受孕、试管婴儿应该是衣原体流行的严重后果。这种非自然的生育将导致儿童长远的健康问题、血缘、伦理的社会问题和遗传性疾病增多等，严重影响我国的优生优育和人口质量。

此外，C.t 感染还可增高宫颈癌的发病率及 HIV 的感染率，沙眼衣原体生殖道感染已成为威胁人类公共健康的社会问题。

如果再不引起重视，积极防控，如此高的发病率和严重后果，将是国家和大众沉重的负担，包括经济负担和精神负担（图 16）。

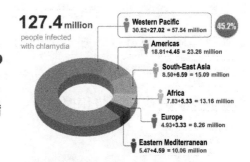

图 16　中国部分地区沙眼衣原体生殖道感染的负担估计（彩图见彩插 11）

综上所述，C.t 感染等性病的流行已经成为我国严重的公共卫生问题。但碍于我国对 C.t 感染的认识相对不足、通过筛查/检测发现 C.t 感染的力度不够和目前检测条件相对较差等原因，我国严重低估了 C.t 感染的发病情况。随着我国对 C.t 感染流行状况的不断了解，我国政府将对 C.t 感染的预防与控制越来越重视。国家卫生和计划生育委员会于 2012 年颁布了《性病防治管理办法（卫生部令第 89 号）》，将 C.t 感染纳入我国重点防治的性传播疾病。我国预防和控制 C.t 感染的主要策略包括：①广泛开展有关 C.t 感染防治的大众宣传、健康教育和咨询服务，不断提高人们对 C.t 感染及其危害的认识和防范意识，达到改变高危行为的目的；②对目标人群开展高危行为干预和推广使用安全套，预防 C.t 感染的传播；③开展 C.t 感染的主动筛查（包括对无症状的重点人群），早期发现感染者和提供及时有效的治疗。为了这些策略的有效实施，有必要提供相应的保障，包括政府的领导和管理、多部门的合作、公共卫生的投入、机构能力的建设、服务能力的提高及必要的督导。总之，C.t 感染的防治已经不断受到我国政府的重视，并且部分防治策略和措施已经得到实施。C.t 感染的防治不仅有利于疾病本身的控制，还有利于提高人口素质，及艾滋病的预防和控制。

参考文献

1. Zhu H, Shen Z, Luo H, et al. Chlamydia Trachomatis infection-associated risk of cervical cancer. Medicine, 2016, 95 (13)：e3077.

2. Organization WH. Global incidence and prevalence of selected curable sexually transmitted infections：2008. Reproductive Health Matters, 2012, 20 (40)：207-209.

3. Newman L, Rowley J, Vander Hoorn S, et al. Global estimates of the prevalence and incidence of four curable sexually transmitted infections in 2012 based on systematic review and global reporting. PLoS One, 2015, 10 (12)：e0143304.

4. Centers for Disease Control and Prevention, USA. 2006 STD surveillance report. http://www.cdc.gov/std/stats/trends2006.htm.

5. Centers for Disease Control and Prevention. Sexually transmitted disease surveillance 2014.Atlanta：U.S. Department of Health and Human Services, 2015.

6. Public Health Agency of Canada. Report on sexually transmitted infections in Canada：2012.European Centre for Disease Prevention and Control. Sexually transmitted infections in Europe 2013.Stockholm：ECDC；2015.

7. Muhammad Shahid Jamil, Praveena Gunaratnam, Hamish McManus, et al. HIV, viral hepatitis and sexually transmissible infections in Australia annual surveillance report 2014. The Kirby Institute, UNSW, Sydney NSW 2052.

8. Chen XS, Yin YP, Liang GJ, et al. The prevalences of Neisseria gonorrhoeae and Chlamydia trachomatis infections among female sex workers in China. BMC Public Health, 2013, 13 (1)：121.

9. Fu GF, Jiang N, Hu HY, et al. The epidemic of HIV, syphilis, chlamydia and gonorrhea and the correlates of sexual transmitted infections among men who have sex with men in Jiangsu, China, 2009. PloS One, 2015, 10 (3)：e0118863.

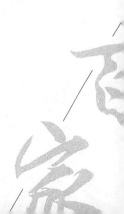

从非淋菌性尿道炎到生殖道沙眼衣原体感染：不仅是概念的更新

7. 生殖道沙眼衣原体感染的历史沿革

生殖道沙眼衣原体感染最早使用的名称是非特异性尿道炎、非特异性阴道炎。从 1982 年美国 CDC 正式命名后，开始使用非淋菌性尿道炎的概念，到 2002 年美国 CDC 第五次修订 STD 指南时，改为沙眼衣原体泌尿生殖道感染，我国于 2006 年对其更名(图17)。但遗留的问题是——支原体真的不致病了吗？很多研究显示生殖支原体致病，因此出现非衣原体性非淋菌性尿道炎和宫颈炎的名称，且美国 2010 年、2015 年 CDC 的 STD 指南中，仍有非淋菌性尿道炎的名称，使得临床医生和预防工作者非常困惑。

非淋菌性尿道炎与生殖道衣原体感染：

（1）非淋菌性尿道炎 （non-gonococcal urethritis，NGU）是由淋病奈瑟氏菌以外的其他病原体引起的尿道急慢性炎症，病原

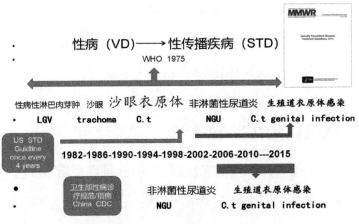

图 17　生殖道沙眼衣原体感染的历史沿革

体以衣原体和支原体为主，包括阴道毛滴虫、疱疹病毒、白色念珠菌、包皮杆菌、大肠杆菌、金黄色葡萄球菌及链球菌等。本病主要通过性接触传染，发病率高，临床表现差异大，但至少一半临床过程隐匿、迁延，症状轻微，常并发上生殖道感染，是我国和世界发达国家目前最常见的性传播疾病。

（2）生殖道衣原体感染（chlamydial trachomatis genital infection）是一种以衣原体为致病菌的泌尿生殖道系统感染，主要通过性接触传染，临床过程隐匿、迁延，症状轻微，常发生上生殖道感染。既往非淋菌性尿道炎因病原学和感染部位等已不再沿用，其另一个主要致病菌——解脲脲原体已趋于被认为不致病；生殖道支原体的致病性尚在研究中，所占比重也很少。

使用衣原体泌尿生殖道感染概念的原因就是发现过去的衣原体引起的所谓非淋菌性尿道炎（NGU），很容易出现上行感染，引起前列腺炎、附睾炎、输卵管炎和盆腔炎等并发症，而现在认为它们是同一个疾病，是沙眼衣原体持续感染的病变范围的扩展，因此称为沙眼衣原体泌尿生殖道感染。

8. 病原菌的排除和争议

国内、外学者对非淋菌性尿道炎一词早已有争论。首先是病原学，非淋菌性尿道炎的概念是：由淋病奈瑟菌（Neisseria gonorrhoeae）以外的其他病原体引起的尿道炎统称为非淋菌性尿道炎。易混淆的首先是一些非性传播的病原体引起的尿道炎，如大肠杆菌、金黄色葡萄球菌、链球菌等，它们是淋球菌以外的病原体，但却不包括在非淋菌性尿道炎范围之内；第二是原概念中非淋菌性尿道炎的病原体有衣原体、支原体、阴道毛滴虫、疱疹病毒、白色念珠菌和包皮杆菌等，除了衣原体和支原体外，其他病原体所占比例非常少，且它们本应该归属于各自所致的泌尿生殖器感染的疾病中；第三是感染的部位并非局限于尿道，而是以生殖道为主，波及前列腺、附睾、精囊腺。女性尿道炎仅占少部分，更多感染宫颈、子宫内膜、附件及盆腔。因此，沙眼衣原体泌尿生殖道感染（urogenital infection of the chlamydia trachomatis）被列为独立的疾病。

那么支原体是否仍导致泌尿生殖道感染？支原体不致病了？支原体的泌尿生殖系统感染（urogenital infection of the mycoplasma）不能单列病了？能否认生殖支原体的致病性吗？

　　从 2002 年非淋菌性尿道炎改为生殖道衣原体感染后的十多年，有关支原体是否致病一直是国内外争论的焦点和热点。

　　与泌尿生殖道感染有关的支原体有解脲支原体（ureaplasma urealyticum，UU）、人型支原体（mycoplasma hominis，MH）、生殖支原体（mycoplasma genitalium，MG）。

　　(1) 生殖支原体（MG）：很多研究显示生殖支原体是致病的。生殖支原体于 1981 年从非淋菌性尿道炎（NGU）男性患者的尿道分泌物中首次被分离出来，由于其培养较为困难，直到 DNA 扩增技术有所发展才对其流行情况有了更多的了解。越来越多的证据显示其在男性中与 NGU 相关，且其多引起急性伴症状性 NGU，女性中与宫颈炎、子宫内膜炎、盆腔炎及输卵管性不孕相关。且循证医学数据显示，MG 与急性、慢性或复发性 NGU 相关。男性泌尿生殖道 MG 感染常伴发前列腺炎和附睾炎。MG 通过男 - 男直肠性行为可引发直肠感染，进而导致直肠炎。MG 感染可引起女性尿道炎、宫颈炎和盆腔炎，同时与女性细菌性阴道炎有明显相关性。其感染与女性不孕、习惯性流产、死胎、低出生体重儿等有关。另有研究发现，MG 可黏附在精子的不同部位，影响精子运动轨迹和精子活力，并可通过精子作为载体进入女性生殖道，引起生殖道感染。

　　生殖支原体致病机制：

　　1）黏附

　　支原体通过黏附细胞器黏附于宿主生殖道上皮细胞，生殖支原体更容易黏附于人输卵管上皮细胞。

2）侵入宿主细胞

生殖支原体更像是兼性细胞内病原体，在体外实验中其在细胞外及细胞内均可以保持活力。

3）抗原变异

生殖支原体造成的组织损伤主要由宿主细胞对其做出的反应引起。支原体可以调动免疫系统的多种因素，其可以引起细胞因子产生及巨噬细胞活化。

4）侵袭性酶

生殖支原体可以释放蛋氨酸亚砜还原酶 A（MsrA）增强其致病性。与此相反，有另一些研究不支持生殖支原体的致病性。因此，国际主流界把生殖支原体是否列为性传播疾病的病原体列为有待确定的问题。

（2）解脲支原体（UU）：目前越来越多数据显示微小脲原体是非致病性的，而解脲支原体在部分男性可以致病，但不是对所有男性致病。所以是否对解脲支原体进行检测及试验治疗一直存在争议。

支持解脲支原体致病的一些证据：

UU 能黏附于易感宿主细胞膜表面受体上，是其具有致病性的主要条件。黏附于受体上的 UU 可以引起细胞损伤而使炎症上行，引起 NGU、尿路结石、前列腺炎、肾盂肾炎、女性盆腔炎、阴道宫颈感染等多种疾病，并与女性不孕、习惯性流产及胎儿宫内发育迟缓等有关。

UU 还可通过影响人体的免疫系统而发挥致病作用。在 UU 感染后能刺激淋巴细胞、单核细胞及巨噬细胞产生细胞因子，如 IL-16 和 TNF。另外支原体还能非特异性的与抗体结合，阻止吞噬细胞对支原体的破坏，妨碍特异性抗体与抗原的结合。

（3）人型支原体（MH）：人型支原体是寄生于人体分泌生殖道的一种条件致病病原体，性成熟女性阴道后穹窿或阴道中常可检出，男性尿道检出率较低。一般认为 MH 在男性非淋菌性尿道炎的发病过程中并不十分重要，而在女性泌尿生殖道感染中起重要作用。研究显示感染有阴道毛滴虫的患者合并感染生殖道支原体在滴虫炎症发展中发挥关键作用，MH 可上调巨噬细胞协助诱发炎症反应，增加宫颈癌及感染 HIV 的风险。MH 在细菌性阴道炎时常存在于阴道，能引起盆腔炎、输卵管炎、子宫内膜炎等泌尿生殖道感染，还能引起新生儿感染、支原体血症、肾盂肾炎、化脓性关节炎和咽炎等泌尿生殖道外感染。

9. 从并发症变成临床表现的一部分，各感染部位均需检查

概念的更新首先带来临床表现的扩展和诊断手段的改变。使用衣原体泌尿生殖道感染概念的意义就是发现过去衣原体引起的所谓非淋菌性尿道炎（NGU）很容易出现上行感染，引起前列腺炎、附睾炎、输卵管炎和盆腔炎等并发症。而现在认为它们是同

一个疾病，是沙眼衣原体持续感染的病变范围的扩展。应该时刻提醒临床医生的是，对疑似生殖道衣原体感染的男性患者，绝不能只注意尿道口，沙眼衣原体生殖道感染绝不仅仅是尿道炎！

近一半男性泌尿生殖道沙眼衣原体感染者不出现任何临床症状（包括患者的自觉症状和医生在体格检查中的阳性发现），因此这些患者在初诊时易被漏诊，容易发生后遗症。在临床上，可表现为尿道炎、附睾炎、附睾睾丸炎、前列腺炎等。

（1）男性沙眼衣原体泌尿生殖道感染临床表现：

1）尿道炎：沙眼衣原体感染首先引起尿道炎，且非常常见。据文献报道，在感染引起的尿道炎中约 48% 为沙眼衣原体感染所致。衣原体感染的潜伏期比淋病长，一般为 1～3 周。常见的尿道炎症状有尿痛、排尿困难、尿道口红肿、尿道分泌物增加。

2）附睾炎：附睾炎是男性衣原体性尿道炎较常见的并发症，也是主要的并发症，临床上多累及单侧，可出现不对称的附睾肿大、疼痛、水肿、硬结、发热，甚至可导致不育。

3）前列腺炎：急性前列腺炎并不多见，表现为排尿时较剧烈的疼痛，并向尿道、阴囊和臀部方向放射，直肠有坠胀感，也可合并排尿困难和阴茎痛性勃起。少数患者伴有发热或全身不适。直肠指检有前列腺肿大和压痛。尿中可出现透明丝状物或灰白色块状物。多数患者为慢性表现，症状为排尿不适，有会阴部、阴茎、腹股沟、股部、耻骨联合上部或腰背部的轻微疼痛或酸胀感；检查时前列腺呈不对称肿大、变硬或硬结。50% 以上的患者有排精痛，而由此导致的长时间不敢排精会使炎性分泌物长期滞留在生殖腺内造成更进一步的损伤，并使病情迁延难愈。尿道狭窄是常见的并发症，可能与感染后瘢痕形成有关。

4）精囊炎：已有证据表明沙眼衣原体感染导致的前列腺炎及尿道炎可引起或伴发精囊炎，但临床通常无明显症状，仅可通过直肠超声（TRUS）检出，可发现精囊扩张及囊性改变等。

5）性功能减退：沙眼衣原体感染导致性功能减退的原因尚不清楚，可能由继发的前列腺炎、附睾炎引起，同时也不能忽略衣原体感染患者的心理障碍对性功能的影响。

6）不育：沙眼衣原体感染是男性不育的危险因素，但具体机制尚不明确。部分研究表明沙眼衣原体感染后会出现精子质量下降及数量减少、活力减弱，可能是造成不育的原因，但目前对于沙眼衣原体感染是否确定会导致不育仍存在争议。

（2）男性沙眼衣原体泌尿生殖道感染诊断（表3）：

表3　男性衣原体泌尿生殖道感染诊断

相关疾病	临床要点	实验室要点	
		辅诊	确诊
衣原体尿道炎	尿痛、尿道分泌物	尿中≥5PMN/1000倍视野，首段脓尿	细胞培养（+）尿道抗原检测（+），PCR（+）
急性附睾炎	发热、附睾或睾丸痛，NGU症状，附睾疼痛或肿块	同上	同上，附睾穿刺培养物（+），PCR（+）

续表

相关疾病	临床要点	实验室要点	
		辅诊	确诊
急性直肠炎	肛门痛、有分泌物、出血、不正常排便(带脓带黏液，疼痛自发或排便出血)	肛门分泌物液>10PMN/1000倍视野	肛门 DFA 或培养阳性，PCR（+）
急性直肠结肠炎	更重肛门疼痛、有分泌物、出血、发热、淋巴结病变	同上	培养阳性、DFA（+）、PCR（+）补体结合试验（+）

注：DFA=direct fluorescent antibody（直接荧光抗体法）。

（3）女性沙眼衣原体泌尿生殖道感染临床表现与诊断

应该时刻提醒临床医生的是，对疑似生殖道衣原体感染的女性患者，绝不能只注意宫颈口，女性沙眼衣原体生殖道感染绝不仅仅是宫颈炎！

对于女性患者，衣原体感染的主要部位是宫颈，多以宫颈为中心扩散到其他部位；同时，尿道内也可能潜藏有衣原体。75%的女性沙眼衣原体感染可无症状，在临床上可表现为急性尿道炎、前庭大腺炎、宫颈炎、上生殖道感染（包括子宫内膜炎、输卵管－卵巢炎及盆腔炎性疾病）等。其中盆腔炎性疾病是导致不孕、异位妊娠、慢性盆腔疼痛及流产的常见原因，妊娠期感染沙眼衣原体还可引起早产、胎膜早破、新生儿低出生体重、新生儿死亡及产后子宫内膜炎等多种不良后果，应特别注意。

女性沙眼衣原体泌尿生殖道感染临床表现：

1）宫颈炎／黏液性宫颈炎：常呈无症状感染，难以确定潜伏期。有症状者可表现为阴道分泌物异常，非月经期或性交后出血及下腹部不适。体检可发现宫颈充血、水肿，表现为宫颈口发红、外翻；接触性出血（脆性增加），即用拭子紧贴鳞状柱状上皮交界处转动会导致出血；宫颈管黏液脓性分泌物。由于衣原体不寄生于复层鳞状上皮细胞，所以不会引起阴道炎，因而检查时阴道壁黏膜正常。尽管很多衣原体宫颈感染者并无临床症状，但约 1/3 的患者检查时可发现黏液脓性分泌物，此时称黏液性宫颈炎。衣原体黏液脓性宫颈炎的主要特征是白带增多、腹痛（4%）、泌尿系统症状（4%）。检查宫颈管的白带呈黏液脓性（可用"拭子试验"来检测，即将白色拭子插入宫颈管取出后肉眼可见拭子变为黄色），白带量常为中等量，镜检阴道分泌物的"阴道清洁度"多在 3 度以上（Heurlin 氏分类）。约 1/5 的患者可发现异位肥大，异位肥大的区域有水肿、充血、易于出血，用阴道镜可以在感染衣原体者的宫颈口看到子宫颈部位的滤泡。尚有部分患者表现为宫颈糜烂。

2）尿道炎：女性衣原体性尿道炎的特点是症状不明显或无症状。当有症状时，可出现尿痛、尿频、尿急，常合并宫颈炎，患者自觉白带增多。体检可发现尿道口充血、微肿胀或正常，可有少量黏液脓性分泌物溢出，尿液分析可显示有脓尿。

3）子宫内膜炎：Haggerty 等学者研究表明 10% 的急性子宫

内膜炎与沙眼衣原体感染有关。患有衣原体黏液脓性宫颈炎的女性大约有一半存在子宫内膜炎的组织病理证据，当衣原体宫颈炎并发子宫内膜炎时，常可导致异常阴道出血。

4）输卵管炎：沙眼衣原体感染上行至输卵管可导致输卵管微绒毛及纤毛减少，引起上皮组织微环境及免疫环境的紊乱从而引发炎症。沙眼衣原体所致急性输卵管炎起病时下腹疼痛、压痛、反跳痛或有膀胱刺激症状，常伴发热，病情严重时可伴有高热、寒战、头痛、食欲不振等。约25%的患者可扪及增粗的输卵管或炎性肿块。慢性输卵管炎多表现为下腹隐痛。输卵管炎症的迁延反复最终可致输卵管瘢痕形成，从而发生输卵管性不孕。

5）盆腔炎：也称为盆腔炎性疾病（pelvic inflammatory disease，PID），包括子宫内膜炎、输卵管炎、输卵管卵巢脓肿、盆腔腹膜炎等疾病的任意组合。可表现为下腹痛、腰痛、性交痛、阴道异常出血、阴道分泌物异常等。急性发病时伴有高热、寒战、头痛、食欲不振等全身症状；病情较轻时，下腹部疼痛轻微，血沉稍快。体检可发现下腹部压痛、宫颈举痛，可扪及增粗的输卵管或炎性肿块。病程经过通常为慢性迁延性。远期后果包括输卵管性不孕、异位妊娠和慢性盆腔痛。

6）妊娠并发症：输卵管妊娠是沙眼衣原体感染最常见的妊娠并发症之一。反复的衣原体感染引发的输卵管粘连、僵硬、阻塞等慢性损伤是输卵管妊娠发病的原因之一。此外，妊娠期间衣原体生殖器感染还可增加胎膜早破和早产的风险。

7）不孕症：不孕症是衣原体感染导致的最重要的并发症之一，这是由衣原体感染输卵管后引起的组织增生和瘢痕堵塞造成的，女性不孕者伴随衣原体感染程度增高，抗精子抗体滴度增高。

女性沙眼衣原体泌尿生殖道感染诊断（表 4）：

表 4 女性衣原体泌尿生殖道感染诊断

相关疾病	临床要点	实验室检查要点	
		辅诊	确诊
黏液脓性宫颈炎	黏液脓性宫颈分泌物、宫颈异位妊娠、水肿、自发或极易诱发的出血	宫颈≥30PMN/1000 倍视野（非行经期女性）	宫颈分泌物培养（+）或 DFA（+）PCR（+）
急性尿道炎	年轻性活跃妇女，近期有新性伴，尿频、尿痛综合征，症状常持续 7 天以上	非细菌性的脓尿	宫颈或尿道分泌物培养（+）或 DFA（+）或 PCR（+）
盆腔炎	下腹痛，女阴检查时附件触痛，常有黏液脓性盆腔炎	黏液脓性宫颈炎子宫内膜活检 GS 阳性	子宫内膜，输卵管 DFA（+），PCR（+）
肝周炎	年轻性活跃女性，右上腹痛、恶心、呕吐、发热	黏液脓性宫颈炎和盆腔炎	血中有衣原体特异的高滴定度 IgM、IgG

注：GS=Gram Stain（革兰氏染色法）。

10. 生殖道沙眼衣原体感染的治疗推荐方案

概念的更新理应带来治疗方案的变化。从非淋菌性尿道炎到沙眼衣原体生殖道感染，不仅仅是概念发生了重大变化，更主要的是病变范围从过去的尿道扩展到了整个生殖道。然而近20多年治疗却没有相应改变（表5），一直到2015年美国CDC的性病诊疗指南，推荐的治疗方案依然是阿奇霉素1g，单次口服；多西环素0.1g，2次/天，共7～10天。其依据之一是沙眼衣原体细胞培养对这两种抗生素始终敏感，另一项依据是经过meta分析的多项大数据临床观察中，两者的治愈率均能达到97%～98%。然而，临床实践中很多患者的治疗结果并不令人满意，临床治疗中有越来越多的失败现象；一些患者尽管多次治疗或延长疗程也没有获得满意的效果。治疗后有病原学随访的治愈率明显降低，经过3次病原学随访的三大类抗生素治疗沙眼衣原体的治愈率不足70%。显然，衣原体感染到前列腺、盆腔与仅感染尿道、宫颈的治疗并不能相同。而目前国内外对于确切的C.t感染抗生素疗效评价及最适宜治疗方案尚存在争议，需要进一步长期大样本临床观察研究及相关实验室研究的补充。

表5 美国CDC推荐治疗方案

2010 年	2012 年	2014 年	2015 年
阿奇霉素 1g，单次给药，或多西环素 100 mg，bid，7 天	阿奇霉素 1g，顿服，或多西环素 100mg，bid，共 7 天	阿奇霉素 1g，单次给药，或多西环素 100mg，bid，共 7 天	阿奇霉素 1g，单次给药，或多西环素 100mg，bid，共 7 天

续表

2010 年	2012 年	2014 年	2015 年
替代方案： 红霉素 500mg， qid，7 天； 氧氟沙星 300mg，bid， 7 天； 琥乙红霉素 800mg， qid，7 天； 左氧氟沙星300mg， bid，7 天	替代方案： 红霉素碱 500mg， qid，7 天； 琥乙红霉素 800mg，qid， 共 7 天； 氧氟沙星 300mg， bid，共 7 天； 左氧氟沙星500mg， qd，共 7 天	替代方案： 红霉素碱 500mg， qid，共 7 天； 琥乙红霉素 800mg，qid， 共 7 天； 氧氟沙星 300mg， bid，共 7 天； 左氧氟沙星500mg， qd，共 7 天	替代方案： 红霉素碱 500mg， qid，共 7 天； 琥乙红霉素 800mg，qid， 共 7 天； 氧氟沙星 300mg， bid，共 7 天； 左氧氟沙星500mg， qd，共 7 天

11. 生殖道沙眼衣原体感染治疗后的疗效判定、随访和判愈要有整体观念

生殖道沙眼衣原体感染治疗后应该有规律的进行病原学随访，因为上生殖道衣原体感染的治疗效果需要进一步确定。

早在 2006 年，美国 CDC 衣原体诊疗指南就将衣原体感染的随访定义为：不建议对应用推荐方案或替代方案治疗的患者，在完成治疗 3 ～ 4 周后进行随访评价疗效，除非症状持续或怀疑重新感染，C.t 感染者应该在治疗后 3 个月复查。而 2015 年指南依然沿用此定义。尽管包括美国在内的许多国家 CDC 诊疗指南，不建议在普通 C.t 治疗后的随访中使用实验室复查，但是大部分发表的国内外文献还是应用了病原学检测作为重要的判愈标准。各地对 C.t 感染的判愈标准有较大的差异，而国内文献中判愈多是临床与病原学检测结合，有的文献将治愈标准定为：疗程结束

1周后临床症状消失，病原学检测 C.t 阴性。但是疗程结束 1 周即进行的病原学检测，患者分泌物中可能残留有死亡的 C.t 而出现假阳性结果；也可能由于药物在体内还有存留，被抑制的少量沙眼衣原体未检出，出现假阴性的结果。部分文献将这一部分患者归入介于治愈与无效之间的有效病例内，其他则将这一部分患者归为治疗无效的病例。在国外研究中，Charlotte 等学者对 33 例感染 C.t 的女高中生进行随访，发现她们在服用阿奇霉素治疗后，分泌物中的 C.t 在一段时期内保持阳性，直到 16 天后，所有观察对象分泌物中 C.t 全部转阴，这说明停药 1 周化验并不恰当。牛津大学发表的文献中，Roxana Rustomjee 等以停药 2 周后复查分泌物中的 C.t 阴性为判愈标准。还有些英国学者在实验中使用的判愈标准是停药后 5 周，病原学检查阴性为治愈。

在制定复查时间上，我二十年来一直沿用的是治疗结束后第 1 个月、2 个月、3 个月复查。有四方面的考虑：①治疗衣原体的药物半衰期较长，多次半衰期后才可能失去对衣原体生长的抑制；②衣原体生长缓慢，尤其是在不利条件下；③标本采集时刻的采集处没有衣原体，而其上生殖道存在，因此鼓励患者排前列腺液后检查或鼓励晨尿前采集标本，防止很少的衣原体被尿液冲走；④化验误差。至今除未广泛开展的核酸技术外，其他检查的敏感性和特异性均未达到理想的高度。本科室应用这种随访显示，1 疗程后一个月的第一次复查有 69.16% 阴性率，第二次复查还有 5.63% 的患者出现阳性，有统计学意义，所以第二次复查是必要的。而第三次复查还发现个别出现阳性，占 0.66%，这一数据没有统计学意义，所以不推荐做第三次复查。相信随着临床调查的深入及检测手段的更新，中外会就随访时间达成共识，更好的监测 CT 的治愈率。

参考文献

1. 刘全忠. 衣原体与衣原体疾病. 天津：天津科技出版社，2004.

2. Papp JR, Schachte JR, Charlotte A, et al. Recommendations for the Laboratory-Based Detection of Chlamydia trachomatis and Neisseria gonorrhoeae. MMWR Recomm Rep, 2014, 63 (1)：1-19.

3. 中国疾病预防控制中心性病控制中心. 梅毒、淋病、生殖器疱疹、生殖道沙眼衣原体感染诊疗指南（2014）. 中华皮肤科杂志，2014，47（5）：365-372.

4. Ito S, Hanaoka N, Shimuta K, et al. Male non-gonococcal urethritis：From microbiological etiologies to demographic and clinical features. Int J Urol, 2016, 23 (4)：325-331.

5. Mackern-Oberti JP, Motrich RD, Breser ML, et al. Chlamydia trachomatis infection of the male genital tract：an update. J Reprod Immunol, 2013, 100 (1)：37-53.

6. Pajovic B, Radojevic N, Vukovic M, et al. Semen analysis before and after antibiotic treatment of asymptomatic chlamydia- and ureaplasma-related pyospermia. Andrologia, 2013, 45 (4)：266-271.

7. Hafner LM. Pathogenesis of fallopian tube damage caused by chlamydia

trachomatis infections. Contraception, 2015, 92 (2): 108-115.

8. Price MJ, Ades AE, Soldan K, et al. The natural history of chlamydia trachomatis infection in women: a multi-parameter evidence synthesis. Health Technol Assess, 2016, 20 (22): 1-250.

9. Davies B, Ward H, Leung S, et al. Heterogeneity in risk of pelvic inflammatory diseases after chlamydia infection: a population-based study in Manitoba, Canada. J Infect Dis, 2014, 210 (Suppl2): S549-S555.

10. Ghosh M, Choudhuri S, Ray RG, et al. Association of genital chlamydia trachomatis infection with female infer-tility, study in a tertiary care hospital in Eastern India. Open Microbiol J, 2015, 9: 110-116.

11. Workowski KA, Bolan GA. Sexually transmitted diseases treatment guidelines, 2015. MMWR Recomm Rep, 2015, 64 (RR-03): 1-137.

沙眼衣原体治疗抵抗与耐药：一个让国际相关认识颠覆的现象

迄今为止，美国和国际主流观点一致认为：沙眼衣原体易于治愈，2018 年 8 月 16 日美国疾病预防控制中心（Centers for Disease Control and Prevention，CDC）网站关于衣原体治疗的开端部分即展示出这一观点（图 18）。

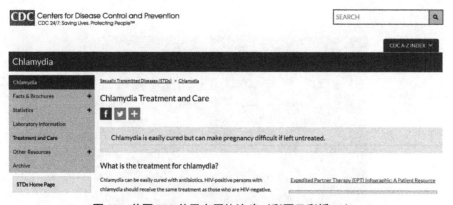

图 18　美国 CDC 关于衣原体治疗（彩图见彩插 12）

沙眼衣原体成为常见的性传播疾病病原体已 40 年，直到 2015 年美国 CDC 的性病诊疗指南，仍然一直推荐阿奇霉素 1g，单次口服；多西环素 0.1g，一日两次，7 天。美国 CDC 一直认为沙眼衣原体对这两种抗生素敏感，多项大数据经过 meta 分析的临床观察显示，两者的治愈率能达到 97% ～ 98%，因此，尽管概念更新为生殖道衣原体感染，但 30 多年推荐的治疗方案始终没变（表6）。

表6 生殖道衣原体感染的推荐治疗方案

美国 CDC 2002	美国 CDC 2006	美国 CDC 2010	美国 CDC 2015
阿奇霉素 1g, 单次给药，或多西环素 100mg,bid,7 天	阿奇霉素 1g, 顿服，或多西环素 100mg,bid, 共 7 天	阿奇霉素 1g, 单次给药，或多西环素 100mg,bid, 共 7 天	阿奇霉素 1g, 单次给药，或多西环素 100mg,bid, 共 7 天

另一个重要原因是沙眼衣原体细胞培养的药物敏感试验始终显示对四环素类、大环内酯类和喹诺酮类抗生素敏感（图 19）。

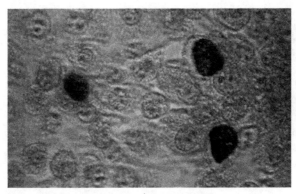

图 19 细胞培养下的药物敏感试验：三大类及利福平均非常敏感（彩图见彩插 13）

12. 临床实践发现沙眼衣原体的清除远不那么容易

天津医科大学总医院自上世纪 80 年代中期开展性病诊疗，并在 1988 年把衣原体作为一个主攻方向。在临床实践中我们逐渐发现部分患者治疗后并未痊愈，无论临床症状还是病原学检查，尽管一些患者经多次治疗或延长疗程也没有获得满意效果。几次在性病会议上，请教美国 CDC 来华讲学的专家，得到的回答均是不应该出现治疗失败，建议应检查我们使用化验的准确性和患者症状判断的准确性。因此，我们建立了包括细胞培养在内的各项检测手段，并对各项方法进行质控和验证，证明敏感性和特异性符合标准规定。但随着时间的延续，积累的临床治疗失败的病例越来越多。我们总结了从 1996 年至 1997 年间经过长达 1 年的临床患者随访观察，确定有一定比率的治疗失败或治疗抵抗。因此首先提出了沙眼衣原体泌尿系感染治疗抵抗和感染迁延的概念。然而这个结果不被国内外杂志认可，最终论文于 1998 年发表在中国的《性学》杂志上（表 7，表 8）。

表 7　223 例经治疗迁延者 C. t 的检出例数（例）

性别	例数	1 个月	3 个月	6 个月	12 个月
男	138	29	23	9	4
女	85	22	21	16	6

表8 迁延病例中夫妻双方的衣原体监测 （例）

夫妻	例数	1个月	3个月	6个月	12个月
丈夫	11	4	3	2	1
妻子	11	6	3	3	3

在此后的十年，我们在众多的质疑中进行了更大样本、更严谨的研究，从9618例中选出1788例有规律随访的沙眼衣原体感染病例，结果发现经正规治疗，1个月后阳性检出率为24.05%、3个月为20.58%、6个月为12.20，更改治疗方案1年时仍有4.81%的患者呈顽固抵抗，其中以女性居多（表9）。

表9 经治疗后迁延者DIF的检出阳性例数

性别	例数	1个月	3个月	6个月	12个月
男	1106	241	192	86	41
女	682	189	176	146	45

自2009年至2015年，作为中华医学会衣原体研究中心首席专家，曾组织全国20个三甲医院皮肤性病科开展临床疗效客观评价的多中心研究，进一步在全国范围内确定了衣原体的治疗抵抗和持续感染问题在沙眼衣原体泌尿生殖道感染中确实存在，并且是一个非常严重问题。

13. 国内外相关文献检索及研究进展

毫无疑问，如果用 meta 分析，符合标准的研究迄今仍显示阿奇霉素和多西环素有 94% 以上的治愈率。但发现原始文献使用的病原学检测多是治疗结束 1～4 周内细胞培养判断是否治愈，极少部分是在 6 周内（表 10）。这明显短于我们的治疗结束后 1 个月检测，连续 3 个月的随访。

表 10　纳入研究的一般特征

纳入试验				微生物治愈率	
	诊断方法	分组方法	末次随访时间	阿奇霉素	多西环素
Steingrimsson，1990	细胞培养	第三方编盲	4 周	43/44 (97.7%)	48/49 (98.0%)
Lassus，1990	细胞培养	开放实验	2 周	17/17 (100%)	20/20 (100%)
Whatley，1991	细胞培养	开放实验	1 周	6/6 (100%)	5/6 (83.3%)
Martin，1992	细胞培养	开放实验	4 周	136/141 (96.5%)	122/125 (97.6%)
Nilsen，1992	细胞培养	双盲	2 周	35/35 (100%)	34/34 (100%)
Ossewaarde，1992	PCR	开放实验	4 周	15/16 (93.8%)	12/13 (92.3%)
Hammerschlag，1993	细胞培养	开放实验	4 周	42/44 (95.5%)	23/26 (88.5%)

续表

纳入试验	微生物治愈率				
	诊断方法	分组方法	末次随访时间	阿奇霉素	多西环素
Lister，1993	细胞培养	开放实验	3 周	13/16 (81.3%)	12/12 (100%)
Lauharanta，1993	细胞培养	开放实验	5 周	26/30 (83.3%)	28/30 (93.3%)
Steingrimsson，1994	细胞培养	第三方编盲	4 周	73/79 (92.4%)	68/69 (98.6%)
Horner，1995	DNA 探针	开放实验	4 周	16/16 (100%)	14/16 (87.5%)
Stamm，1995	细胞培养	双盲	5 周	25/30 (83.3%)	19/21 (90.5%)
Thorpe，1996	EIA	开放实验	2 周	338/347 (97.4%)	161/163 (98.8%)
Gruber，1996	DFA	未提及	2 周	21/22 (95.5%)	19/20 (95.0%)
Hillis，1998	PCR	双盲	4 周	93/98 (94.9%)	94/98 (95.9%)
Tan，1999	细胞培养	开放实验	2 周	13/13 (100%)	12/12 (100%)
Sendag，2000	细胞培养	开放实验	2 周	4/4 (100%)	10/11 (90.9%)
Skerk，2001	细胞培养	开放实验	3 周	23/28 (60.5%)	28/38 (73.7%)
Rustomjee，2002	LCR	开放实验	2 周	23/24 (95.8%)	19/21 (90.5%)

续表

纳入试验	微生物治愈率				
	诊断方法	分组方法	末次随访时间	阿奇霉素	多西环素
Jang，2003	细胞培养	未提及	6 周	15/16 (93.8%)	12/12 (100%)
Guven，2005	EIA	开放实验	1 周	7/7 (100%)	7/8 (87.5%)
Schwebke，2011	TMA	双盲	6 周	41/53 (77.4%)	55/58 (94.8%)
Manhart，2013	NAAT	双盲	4 周	44/51 (86.3%)	45/50 (90.0%)
Geisler，2015	NAAT	开放实验	8 周	149/155 (96.1%)	155/155 (100%)

如果专门检索治疗失败的文献，也发现国内外的个案报道了临床上沙眼衣原体对抗生素治疗的抵抗：1980 年，Mourad 等报道了 2 例对红霉素耐药的标本。1990 年，Jones 等报道了 5 例临床上治疗失败的患者对四环素、红霉素及林可霉素耐药。1993 年一项长期临床调查显示，从 1950 年到 1980 年进行的 3 个月常规随诊发现，男性非淋菌性尿道炎（nongonococcal urethritis, NGU）男性患者经过治疗后的复发率在 15% 以上。1997 年，一项随访调查显示，在 221 例随诊 1 年的患者中，有 45 例（20%）复发。女性患者 3 年随诊的复发率是 38%。1998 年，法国 Lefèvre 等成功从使用四环素治疗失败的患者体内分离出具有四环素抗性的沙眼衣原体。2000 年，Somani 等首次报道了 3 例

对阿奇霉素、多西环素及氧氟沙星多重耐药的沙眼衣原体。2003年的一项多中心随机试验显示：在接受沙眼衣原体治疗后4个月重新检测，10%～15%的女性存在感染。美国在2014年的一项观察显示，由于沙眼衣原体感染而导致的治疗失败例数比2013年增长了25.5%。

21世纪初国外有少数个例报道治疗失败病例，直到2005年一些专家才认为经治疗的感染沙眼衣原体的女性，有10%～15%存在复发或持续感染，但仍不肯定是对治疗抵抗和微生物耐药。欣慰的是这些专家首次承认体外药敏试验结果与沙眼衣原体临床疗效之间的关联尚未认清。并认为弄清楚沙眼衣原体临床治疗失败的评估、实验室研究结果的解释，以及两者之间的明显关联，是一个极大的挑战。

在澳大利亚的一项队列研究中，1116例沙眼衣原体阳性的女性中，经治疗后3个月再次检测，有18%仍为阳性。在英国，一项针对衣原体感染的16～24岁女性的前瞻性研究中，每年重复感染率为29.9%。另一组美国青少年女性研究报告每年重复感染率为34%，对治疗后衣原体重复感染的系统评价发现衣原体再次检测阳性的中位数比例为13.9%。通常认为重复感染是通过接触受感染的伴侣而再次感染。然而，新出现的证据表明抗生素治疗失败可能占很大比例，这引起了医学和科学文献的大量争论。Hocking等对感染衣原体的女性进行研究，认为沙眼衣原体经过阿奇霉素治疗的失败率远高于以前研究报道的2%～3%，使用 PCR 检测的衣原体治疗研究报告的治疗失败率高达 8%，治疗失败将导致持续感染，感染持续时间更长，并发症风险增加以及人群中持续传播。并建议通过技术手段区分再感染和治疗失败的原因，以确定阿奇霉素 1g 治疗方案（国际上最广泛推荐的衣原体治疗）是否合适。如果确认治疗失败率高于先前估计的治疗失败率，则建议进一步的衣原体治疗试验以修改国际治疗指南。

因此，一个让国际相关认识颠覆的现象即将形成——衣原体生殖道感染并不容易治愈！抗生素并不十分敏感！沙眼衣原体治疗抵抗与耐药已是客观现实！

14. 我们的基础研究发现所谓的衣原体对抗生素敏感有巨大的漏洞！

（1）药物敏感性并非一成不变

长年的临床标本的细胞培养药敏试验，发现药物敏感性不是一成不变的。红霉素、阿奇霉素最小抑菌浓度（MIC）值在升高，我们检测标本的 15.96%、44.68% 已经达到耐药（表 11）。

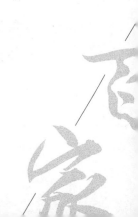

表 11　体外药敏实验结果

Durg	MIC（μg/ml）
Erythromycin	0.25 ～ 2（以往 0.06 ～ 0.5μg/ml。15 例标本耐药，占 15.96%）
Clarithromycin	0.004 ～ 0.064（相近）
Azithromycin	0.063 ～ 1（最初 0.125 ～ 0.5 μg/ml。42 例测定值已经超过血药浓度，占 44.68%）
Tetracycline	0.079 ～ 0.625（0.021μg/ml）
Doxycycline	0.016 ～ 0.125（相近）
Minocycline	0.004 ～ 0.128（1994 年 0.004μg/ml；2002 年 0.016μg/ml）
Levofloxacin	0.125 ～ 1
Moxifloxacin	0.03 ～ 0.24
Sparfloxacin	0.032 ～ 0.128（64.89%、43.62%、35.11% 高于以往文献报道）
Rifampicin	0.004 ～ 0.032

注：数据来源：邵丽丽，刘原君，江勇，等．沙眼衣原体临床分离株药物敏感性测定及耐药基因检测，中国皮肤性病学杂志，2010，24（5）：404-407.

（2）三大类敏感抗生素耐药基因被检测出

临床治疗抵抗的标本检测出了三大类常用于沙眼衣原体的所谓敏感抗生素耐药基因，且这些耐药基因检出与临床相关性较好（图 20）。并且我们检测到了治疗抵抗患者标本中的特殊变异形态的衣原体（AB）（图 21）——而这种变异体通常是在实验室诱导下才能观察到的。

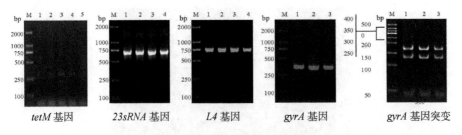

图 20　临床株耐药基因检测

沙眼衣原体耐药及耐药机制的探讨

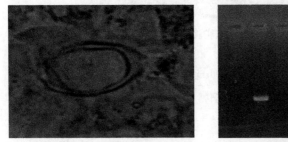

耐药菌株包涵体的形态　　　　　　tetM 基因的扩增结果

图 21　沙眼衣原体耐药及其耐药基因（彩图见彩插 14）

我们还探索了尝试用接近于人类自然感染状态的 HaCaT 细胞去培养沙眼衣原体以及做药敏实验，阳性率不高，但与临床治疗失败相关性较好（图 22，表 12）。

（3）挑战传统培养方法验证了判读标准的错误

细胞培养一直是沙眼衣原体感染的诊断金标准，也是公认的药敏试验方法。判断方法是把标本接种在单层 McCoy 细胞上孵育一代，再盲传一代，如阴性就是治愈。这种标准导致了现在国际上一直是主流的观念：沙眼衣原体对抗生素敏感，抗生素治疗效果良好。在 2008 年一次偶然中，我们团队发现：再次盲传，

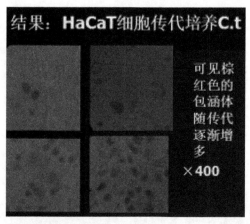

图 22　人源表皮细胞培养药敏实验（未发表）（彩图见彩插 15）

表 12　E 型标准株药敏试验结果（未发表）（μg/ml）

抗生素	McCoy 细胞药敏 MIC	HaCaT 细胞药敏 MIC
红霉素	0.25 ～ 0.5	0.25 ～ 0.5
克拉霉素	0.004 ～ 0.008	0.004 ～ 0.008
阿奇霉素	0.032 ～ 0.063	0.063 ～ 0.125
四环素	0.079 ～ 0.157	0.079 ～ 0.157
多西环素	0.016 ～ 0.032	0.032 ～ 0.063
米诺环素	0.008 ～ 0.016	0.016 ～ 0.032
左氧氟沙星	0.25 ～ 0.5	0.25 ～ 0.5
莫西沙星	0.15 ～ 0.03	0.03 ～ 0.06
司帕沙星	0.032 ～ 0.064	0.064 ～ 0.128
利福平	0.002 ～ 0.004	0.002 ～ 0.004

原本以为纯粹阴性的培养皿中出现了微小的衣原体包涵体，进一步传代，这个微小的包涵体成为大的、成熟的包涵体，惊喜中对其他的盲传一次为阴性的标本也多次传代，又有同样的结果出现（图 23）。以此发现为起点，我们经严格对照做了为期 3 年的实

验，发现 299 例样本中细胞培养法初次培养阳性率为 5.69%；传代一次后，阳性率为 20.07%（46/229）；传代两次和三次后，阳性率分别为 33.44% 和 34.78%（80/229）。因此盲传一次的传统检验标准有 39% 的漏诊率！其机制推测为在沙眼的非活动期，衣原体原体间断地隐藏起来，通过免疫荧光法可以从无活动性沙眼表现的个体眼中找到衣原体抗原，但却培养不出沙眼衣原体。正是由于存在这个巨大漏洞，导致沙眼衣原体对抗生素敏感的错误结论和观念。

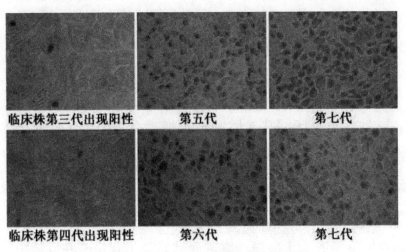

图 23　临床株多次传代培养结果（彩图见彩插 16）

（4）治疗抵抗和持续感染的沙眼衣原体热休克蛋白变化情况

治疗抵抗和持续感染的沙眼衣原体热休克蛋白表达增加，形成了外保护壳，犹如真菌孢子一样；同时沙眼衣原体主外膜复合蛋白（OmcB）分泌减少，衣原体质粒毒力因子 Pgp3 分泌增加

（图 24），是我们探索到了沙眼衣原体自身保护机制，也即治疗抵抗机制。

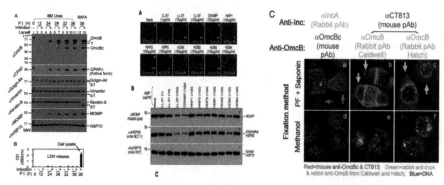

图 24　治疗抵抗和持续感染的沙眼衣原体蛋白变化情况（彩图见彩插 17）

15. 国际研究现状及我们理论被认同的趋势

国外有关临床治疗失败的报告很少，临床野生株对三大类抗生素的 MIC 都显示敏感性较强。反而实验室诱导衣原体标准株耐药的文献却很多，与临床明显脱节。自 1982 年开始美国每四年更新一次性病诊疗指南，2002 年的第 6 次更改把概念从非淋菌性尿道炎改为生殖道沙眼衣原体感染，意识到并发症很容易发生，是一个持续感染的不同过程；治疗后随访也从原来的信心十足，不用随访，逐渐更改成对怀疑再感染的有症状的人进行随访，再到 2015 年的对症状持续存在的患者在 3 个月后进行病原学的随访，应该是对"沙眼衣原体对抗生素敏感、抗生素治疗效果良好"这一主流理念发生了动摇，但是全世界都不敢、或不愿正视"沙眼衣原体是一个迁延难治的特殊病原体"这一现实。

由于错误的认识导致明显不足或不对的推荐方案，才导致沙眼衣原体疫情的高流行。相信国际学界将会正视、认真对待这个问题，通过包括我们团队在内的研究衣原体的临床和基础学者共同探索和努力，会推出真正正确的指南和推荐方案，逆转沙眼衣原体高流行且还在上升的势头，造福于社会、造福于人类。

16. 沙眼衣原体持续感染研究进展

沙眼衣原体持续感染是一种特殊感染状态，是指在不利生长条件下，为逃逸宿主的免疫防御而产生的一种可逆状态，虽然此状态下衣原体有活力，但呈肿大的异常型，并且新陈代谢处于静止状态，对多种抗生素不敏感，并与宿主长期共存。沙眼衣原体是严格的细胞内寄生病原体，具有特定的双相（原体 elementary body, EB；网状体 / 始体 reticular body, RB）循环发育周期。原体附着于易感细胞，通过细胞吞饮作用进入细胞内。在细胞内原体变为始体，按二分裂方式繁殖，此期约需 48h。此后，始体重新组织，缩合而成原体。然后通过细胞排粒作用释放，感染其他细胞。整个发展周期约需 72h。而持续感染状态时 RB 停止分裂，不停止复制，形成形态异常且体积明显增大的变异体（aberrant body, AB），不产生新的原体。

沙眼衣原体持续感染的致病机制大概可以分为两个方面：一方面是由于沙眼衣原体不能引起人体有效的免疫反应，同时感染症状缺乏或不明显，不被察觉而使得沙眼衣原体持续感染；另一方面，相当一部分患者的抗衣原体治疗没能清除衣原体的感染，使得沙眼衣原体持续存在。持续感染引起免疫病理损伤，导致纤维化和瘢痕形成，这是持续感染的病理基础。

（1）沙眼衣原体持续感染的临床研究

20世纪70年代以前，沙眼衣原体未被确认为性传播疾病病原体，成年男性的前列腺炎和成年女性的盆腔炎常占人群的一半以上。1975年世界卫生组织重新定义性传播疾病，沙眼衣原体进入性病视野，这时医生们才发现这些人们习以为常的慢性病多是沙眼衣原体引起，积极的抗衣原体治疗，可以明显地改善腰酸背痛的症状，甚至有医生用长达3个月的四环素可以使长期不孕的妇女成功怀孕。美国CDC和世界卫生组织总结了大量的临床和实验资料，确定了这些慢性泌尿生殖系统疾病与沙眼衣原体的密切关系，并且确定了沙眼衣原体泌尿生殖道感染可以像沙眼一样，急性感染过去后，成为慢性持续感染，引起很多严重的后果，而相当一部分患者一开始就没有急性过程，就是隐匿、迁延、慢性持续感染。

而衣原体的治疗失败导致持续感染是在争议中逐渐被承认的。过去一直认为造成衣原体感染迁延持续的主要原因，是因为其发病过程隐匿，不被发现所致。一旦确诊，其对抗生素治疗的反应良好，即可及时清除。就连教科书也把衣原体定义为：能通过滤器、对某些抗生素敏感的细胞内寄生的原核微生物。认为四环素的治疗失败率仅为 2% ～ 5%，且把失败的原因归结为：①影响四环素的肠道吸收，如同服乳制品或钙剂；②未治疗性伴；③患者不合作。然而在实际的临床治疗中，衣原体的清除率并不令人满意。我国很多临床医生都能感觉到，即使进行了规范治疗，仍有患者在随后的 3 个月检测中发现衣原体存在，不论是否有症状。随着时间的进展，患者继而出现了上生殖道慢性感染征象，而没有其他病原菌感染的依据。推测这种患者不仅治疗失败，而且发生了持续感染或治疗抵抗。

衣原体迁延难治临床现象目前在国际上也已逐渐得到承认。Workowski 等对 NGU 男性患者进行的 3 个月常规随诊发现，经过治疗后的复发率在 15% 以上。Hillis 等在 221 例随诊 1 年的患者中发现有 45 例（20%）复发，女性患者 3 年随诊的复发率是 38%。随后一些作者从临床治疗失败的病例中分离出了耐药株。

近几年关于沙眼衣原体耐药的研究也逐渐增多，Whittington 等一项前瞻性研究表明抗生素治疗沙眼衣原体有可能失败，他们给予 792 例沙眼衣原体生殖道感染的患者 42 天的多西环素或阿奇霉素长疗程治疗后，仍有 50 例患者未愈。多变量分析表明感染的持续存在明显与患者年龄、治疗期间性交活动有关，但其中只有 58（7.3%）例患者在治疗期间有性生活。因此，抗生素治疗失败不能单纯的认为再感染所致。

通常，治疗失败也和患者依从性低、药物生物利用度低或组织中药物浓度低等因素有关。然而，阿奇霉素一次顿服也出现治疗失败。因此依从性低不是这些患者治疗失败的原因。

　　一般来说，沙眼衣原体感染的治疗需要选用能穿透脂膜，到达有代谢活性的网状体的抗生素。大部分 C.t 对抗生素治疗敏感，可选用四环素类、喹诺酮类、大环内酯类抗生素来治疗沙眼衣原体感染。β - 内酰胺类抗生素只有阿莫西林用于治疗孕妇的衣原体感染。规则用药后生物学治愈率达到 90% ～ 100%，MIC 和最小杀菌浓度（MBC）仅说明药物有抗微生物活性，不能肯定是否能清除体内的病原体。因此，仍有许多患者感染复发或加重。实际上，给予 L2 型沙眼衣原体感染的 CF-1 小鼠脂质包被的多西环素治疗的效果最佳。脂质可以协助抗生素直接到达感染部位，避免了药物与蛋白作用发生药物丢失，这样在感染部位的药物浓度充足。因此，治疗失败与患者依从性低和药物生物利用度低无关。

　　研究表明衣原体耐药与治疗失败有关。一项病例报告称，1 例孕妇和 1 对夫妻分别感染了 E 型、F 型沙眼衣原体，其多西环素、氧氟沙星、阿奇霉素的 MIC 均明显高于对照组。例如，多西环素 MIC ≥ 4 μg/ml，对照组仅 0.015 μg/ml。因此作者认为不同的沙眼衣原体其耐药性不同，感染人群的衣原体既有敏感株也有耐药株。Reveneau 等比较阿奇霉素与多西环素对衣原体的急性感染和 IFN-γ 诱发人类上皮细胞持续感染时 MBC，发现多西环素对急性感染的效果好，而阿奇霉素对持续感染的效果好（MBC2.5 ～ 5.0 μg/mL）。而且，阿奇霉素的杀菌活性与药物的细胞摄入量有关。阿奇霉素药敏试验显示对沙眼衣原体敏感，但不能将其从宿主细胞中清除，反而诱发持续感染，阿奇霉素最终能抑制 rRNA 合成，但仍能检测到 C.t 的脂多糖和 rRNA。单独应用利福平治疗 20d 也引起耐药。两种药物联合药敏无耐药，且抑制 rRNA 的合成较早。目前耐药的机制还不明确，但是有学者研究肺炎衣原体时发现持续感染似乎并不是耐药引起的。

（2）沙眼衣原体持续感染的体外研究

现在普遍公认的衣原体持续感染的形态学是电镜下的包涵体内有不典型的、异常增大的、无感染力的网状体，称异常网状体（aberrant body，AB）。持续感染时衣原体代谢能力降低，但宿主免疫防御和抗生素均不能消除该状态。衣原体持续感染可能在体内产生，但初期研究是在体外模型中实现的。一些因素可以干扰衣原体的生长，诱发持续感染状态。可能引起 C.t 持续感染的因素列举如下。

1）细胞因子对 C.t 的作用

研究表明 TNF-α 和 IFN-γ 均可以诱发沙眼衣原体感染细胞进入持续感染状态。但目前只有 IFN-γ 诱发的持续感染状态最为典型。IFN-γ 是清除衣原体感染最主要的细胞因子。体外实验证实高剂量的 IFN-γ 完全抑制衣原体生长，中、低剂量的外源性 IFN-γ 可以通过抑制被感染细胞的凋亡和干扰衣原体在细胞内正常生长，使衣原体逃逸宿主的免疫清除，导致持续感染。Beatty 等将感染 A 型沙眼衣原体的 Hela229 细胞用 0.2μg/ml 的

IFN-γ 处理后,电镜下可见包涵体内有肿大的、无感染力的网状体;去除 IFN-γ 后,这些网状体的形态恢复正常,并生长、分化为有感染性的原体。因此我推测这些形态不典型的网状体代表了持续感染状态。免疫化学和免疫印迹方法研究表明这些网状体颗粒表达 MOMP 降低,而 HSP60 表达正常或升高。MOMP 是免疫保护的靶位,HSP60 是诱导免疫病理损伤的靶位,因此这些颗粒可能在衣原体慢性感染的发病机制中起一定作用。IFN-γ 可能通过分解色氨酸诱发衣原体持续感染。色氨酸是沙眼衣原体的必需氨基酸,IFN-γ 能激活色氨酸分解代谢的起始反应酶 IDO(吲哚胺 -2,3- 双加氧酶),引起色氨酸减少。衣原体基因组测序结果表明,眼 - 生殖道血清型衣原体含有色氨酸合成酶的编码基因。色氨酸合成酶催化色氨酸合成的最后一步反应,能将已合成的吲哚转化成色氨酸。人体生殖道的一些细菌能合成吲哚,因此体内衣原体与这些细菌合并感染时,持续感染的衣原体利用这些吲哚合成色氨酸,异常网状体被激活,恢复正常形态,因此持续感染表现为多次感染复发。进一步研究色氨酸代谢,发现褪黑素能抑制沙眼衣原体发育循环的早期过程,从而抑制衣原体的感染。5- 羟色胺也能抑制衣原体的感染。另外,IFN-α 通过夺取色氨酸和铁,抑制衣原体生长,使其进入持续感染状态,而且 IFN-α 与 IFN-γ、TNF-α 能协同抑制衣原体。而沙眼衣原体感染可以通过促进宿主细胞分泌 TNF-α 诱导敏感细胞凋亡,通过衣原体感染的巨噬细胞诱导 T 细胞凋亡可以逃脱 T 细胞的杀伤作用，可能有利于沙眼衣原体在细胞内生存并维持感染状态。

2）在非容纳细胞中的生长

E 型沙眼衣原体不需任何处理，即可在滑膜细胞中培养成持续感染状态，与之相似的是 K 型沙眼衣原体在单核细胞中生长停滞，形成持续感染。持续感染时，网状体不典型、变大，虽有活力，但不能进行培养，网状体中央有电子致密物。与 IFN-γ 诱发的持续感染不同，在培养基中加入色氨酸或抗 IFN-γ/TNF-α 的抗体后，单核细胞中持续感染网状体颗粒的传染性和复制能力不能恢复，而且该单核细胞中也未发现 IDO 活性。由此可见，单核细胞内衣原体持续感染的形成与色氨酸缺乏无关。滑膜细胞、单核细胞中 C.t 的持续感染增加了慢性炎症导致关节损伤的可能。在类风湿关节炎患者的关节滑液和外周血单核细胞中 C.t 的检出率分别达到 13.2% 和 18.4%。

3）营养缺乏的作用

营养缺乏也可以引起 C.t 持续感染。铁缺乏时，E 型沙眼衣原体网状形态不典型，外膜疏松波动。包涵体体积小，周围包被电子致密物。研究显示铁缺乏会使沙眼衣原体热休克蛋白 60（60-kDa heat shock proteins，C.t-HSP60）过度表达，尤其是 C.t-HSP60-2 过度表达，进而诱发沙眼衣原体持续性感染的发生。Harper 等将衣原体培养基去除葡萄糖，并对氨基酸进行轻微调整，即产生与 Beatty 等的研究相似的持续感染颗粒。通过对不同条件下沙眼衣原体形态的研究，推测持续感染是沙眼衣原体产生的一种应激反应。

4）抗生素效应

不规范抗生素使用包括选药不当、剂量及疗程不足，易诱发持续性感染的出现。体外实验证实，多种抗生素包括青霉素、环丙沙星、氧氟沙星、阿奇霉素等均能诱发体积扩大、形态异常、停止分裂且生物活性低或无的畸形网状体出现，使沙眼衣原体感染进入持续性状态。抗生素诱发的持续性感染体外模型早已成功建立，研究表明抗生素加入时间过晚、持续时间过长均能诱发持续性感染，但诱发机制目前尚不明确。

沙眼衣原体暴露于青霉素的环境下，形成肿大的网状体，称为"青霉素形态"。去除青霉素后，沙眼衣原体可恢复正常生长。虽然还没有发现衣原体细胞壁中存在肽聚糖，但是沙眼衣原体含有肽聚糖合成所需的基因。已发现其中的 *murA* 基因表达，因此青霉素可能与 PBP（青霉素结合蛋白）结合，参与肽聚糖的合成，这就可能对持续感染进行了解释。最近一项研究称沙眼衣原体经青霉素作用后，对青霉素耐药，而且对达到杀菌浓度的阿奇霉素也存在表型耐药。为研究抗生素治疗失败，学者们对治疗 K 型 C.t 感染的环丙沙星、氧氟沙星的体外后效应产生了兴趣。研究结果表明两种抗生素不仅没有去除感染，反而诱发了与 Betty 报道的形态相似的持续感染颗粒的形成。虽然用最低杀菌浓度的两种抗生素处理了 20 天，但颗粒形态没有改变。因此，一定条件下，抗生素不能去除感染，反而引起持续感染。这与临床治疗失败相吻合。

5）合并Ⅱ型单纯疱疹病毒感染

感染Ⅱ型单纯疱疹病毒（HSVⅡ）可诱发 C.t 持续性感染。从沙眼衣原体 -HSVⅡ 合并感染的体外模型中发现，宿主接触 HSV 和（或）感染 HSV 后，能传导信号阻止衣原体的正常发育周期，导致衣原体进入持续性感染状态。Jendro 等研究证明，沙眼衣原体 -HSVⅡ 合并感染能刺激衣原体持续性感染的形成，但病毒介导的持续性感染既不是介导持续性感染的细胞因子如 IFN-γ，也不是因诱生型一氧化氮合酶（iNOS）及吲哚胺 -2，3- 双加氧酶（IDO）或缺乏铁、葡萄糖、氨基酸等营养物质所介导。最近 Vanover 等报道，HSVⅡ 诱导的衣原体持续性感染可能是因病毒糖蛋白与宿主细胞表面受体间的相互作用而引起，并进一步证明了 HSVⅡ 糖蛋白 D（HSV glycoprotein D，HSVⅡgD）与宿主细胞共同受体间的作用足以引起衣原体持续性感染的形成。也有研究表明，沙眼衣原体与 HSVⅡ 合并感染时，沙眼衣原体可引起 HSP60 介导的免疫病理损伤，使疾病加重。

6）感染噬菌体病毒

噬菌体是一种能分解细菌、螺旋体、真菌的病毒，需寄生在宿主细胞内。体外实验证实，感染噬菌体病毒后，鹦鹉热衣原体网状体复制被阻断，继而出现畸形网状体，进入持续性感染状态。目前尚未在沙眼衣原体中发现噬菌体存在的直接证据。但有研究发现，在泌尿生殖道沙眼衣原体感染者血清标本 206 例中有

4 例感染者血清具有 Vp1 蛋白抗体，间接证明衣原体噬菌体 Vp1 蛋白的存在，从侧面证明了沙眼衣原体噬菌体存在的可能性。

（3）沙眼衣原体持续感染的体内研究

尽管持续感染的存在是可信的，但是还没有找到明确的体内持续感染病原体的证据。通过核酸扩增试验（包括聚合酶链式反应 PCR 和连接酶链式反应 LCR），得知衣原体可在体内持续存在。在生殖道初次感染时，即使患者无症状或亚临床感染，也很容易通过培养分离出衣原体。某些输卵管阻塞导致不孕的妇女，即使通过 PCR 检测出沙眼衣原体的 DNA 和 RNA，仍旧很难培养分离出沙眼衣原体，上述矛盾可能是因为传统培养方法缺乏敏感性，但是也由此造成衣原体持续感染确诊困难。

为了证明持续感染在体内存在，不仅要有核酸的证据，而且需要衣原体在体内有活性的证据。这样才能证实衣原体持续存在及其引起的慢性病理改变。测定未加工的 rRNA 可以了解衣原体的存在与活性。未加工的 rRNA 剪除非编码序列，才能成为成熟 rRNA。因为转化过程很快，在 RNA 聚合酶完成全部操纵子的转录以前，5′ 末端的内含子已经受到了抑制。因此未加工的 rRNA 是新合成的，由此可以证明衣原体有活性。上述方法结合形态学，一些学者在关节炎患者的滑液中发现了持续感染的衣原体，由此推测衣原体持续感染在关节炎发病中起一定的作用。

两项独立的研究提供了体内沙眼衣原体持续存在的其他证据。这两项研究的理论根据是人体对沙眼衣原体免疫反应的型特异性。一旦初次感染被治愈，那么再感染的衣原体的类型与初次感染不同，就此可以判断是重复感染。相反，持续感染时沙眼衣原体进入了代谢静止期和非传染状态，引起复发的衣原体分型应该与初次感染相同。为了区分持续感染与再感染，每次感染都须测定衣原体的基因型。基因型测定的优点是可以测定变异株的基因型。按照这个方法，一些学者通过 *omp1* 基因分型观察 7 例患有衣原体宫颈感染的妇女，这些妇女虽经过多西环素和阿奇霉素正规治疗，仍然有 4 例被相同血清型的衣原体感染 2 ~ 5 年以上，其间复发了 3 ~ 10 次。在这些女性中，发现 5 个易复发基因型：D、I、Ia、H 和 Ja。这个结果说明，尽管经过恰当的治疗，这 5 个基因型仍能维持持续感染数年。另一项研究也采用了相同的分型方法，研究者对 100 例女患者进行了阿奇霉素的正规治疗，11 例仍然感染着相同基因型的衣原体。我认为此发现是衣原体在体内持续感染的确凿证据。这两项研究提供了体内持续感染的证据，在感染个体的组织中找出持续感染颗粒（与前面保持一致，下同）也是相当重要的证据。Bragina 等对经过阿奇霉素正规治疗的患者尿道和宫颈处的标本进行电子显微镜检测，发现存在持续感染颗粒，而且形态与 Beatty 等所描述的相似。

（4）沙眼衣原体持续感染的分子机制

持续感染的分子机制研究较少。一般来说，必需氨基酸（如色氨酸、半胱氨酸）缺乏能阻断主要外膜蛋白（MOMP）、富含半胱氨酸蛋白质等晚期蛋白的生成，从而引起 RB 停止分裂和分化。

按照这种观点，持续感染是因这些不分化的细胞内颗粒所致。在单核细胞中培养 K 型沙眼衣原体可诱发持续感染，通过实时 RT-PCR 可以发现 *dnaA*、*polA* 和 *mutS* 基因被转录。这些基因的产物可能分别与基因的起始、复制、修复有关。然而沙眼衣原体感染单核细胞后 1 天，衣原体参与二分裂 *ftsS* 和 *ftsW* 基因并没有表达。

其他学者已证实持续感染时衣原体细胞分裂停止，但 DNA 的复制与分离仍在进行。进一步对分裂停止的分子机制进行研究，发现 IFN-γ 诱导 C.t 持续感染时，ftsW 和 amiA 的转录受抑制，而 ftsK 转录没有改变。一般认为，ftsW 是肽聚糖合成过程中 PBP-3 所需的分子，amiA 翻译成细胞分离时必需的酰胺酶。ftsK 蛋白首先被招募到 ftsZ 环上，然后进行 PBP-3 参与的肽聚糖终末合成反应和细胞分离。因此，沙眼衣原体持续感染时，因没有招募 PBP-3，不能合成肽聚糖。衣原体 HSP60 的编码基因包括 *groEL*、*ct604* 和 *ct755*。急性感染时主要表达 ct755，而持续感染时 ct604 表达充分。所以 ct604 对持续感染的形成与维持可能具有一定作用。

体内结核分枝杆菌持续感染时，194 个基因表达增高。沙眼衣原体持续感染时，关节滑液中一些基因表达也增高。Gerard 等通过实时 RT-PCR 检测这些基因的表达，并与结核杆菌持续感染相关基因比较，发现两者有 67 个（35%）相似的基因。此研究为分子生物学深入研究沙眼衣原体持续感染提供了新思路。

（5）对宿主免疫防御的逃避

衣原体是一类专性细胞内寄生的原核细胞病原体。临床上，衣原体感染常表现为急性、亚急性、慢性或亚临床性，且均能形成持续性感染，导致严重的慢性疾病，这说明衣原体能逃避宿主的免疫清除并完成自身的细胞内生长和复制。当衣原体在宿主细胞内复制时，衣原体通过调节宿主细胞的信号通路来维持宿主细胞的活力并抑制宿主细胞的凋亡，从而保证衣原体能够从宿主细胞获得各类营养物质以完成其自身的生命周期。衣原体的这种抑制宿主细胞凋亡机制可以有效地逃避细胞毒性 T 细胞的攻击，从而导致持续性感染。衣原体的免疫逃逸机制尚不完全清楚，目前认为可能与以下几个方面有关。

1）宿主的免疫缺陷

初次感染时 CD4⁺Th1 介导的免疫应答是必须的。Th1 需要通过增加调理素，活化细胞毒性 T 细胞，更重要的是需要大量的 IFN-γ，来介导抗衣原体的免疫应答。然而，CD4⁺Th2 介导的免疫应答产生的 IFN-γ 剂量常不足。而且有报道称即使给生殖器感染的裸鼠体内补充 Th2 细胞，产生的抗体只能减轻感染的症状，而不能消除感染。抗体不能破坏网状体和持续感染颗粒。诱导免疫应答过程中，细胞因子对免疫分化发挥了重要作用。IFN-γ 和 IL-12 能促进 Th1 的应答，抑制 Th2 的应答。与之相反，IL-4 和 IL-10 抑制 Th1 的应答，刺激 Th2 的应答。

持续感染的 CT 能否调节宿主的免疫反应，使 Th2 介导的应答失效，至今尚未见持续感染与 Th2 应答无效相关性的报道。一些基因和环境因素能促进 Th2 的应答。在冈比亚的一项研究发现，人群中 IL-10-1082G 与沙眼瘢痕存在重要的联系。该等位基因能促进 IL-10 的产生，诱发 Th2 介导的应答。

其他病原体，如阴道毛滴虫、淋球菌，也能激活 IL-10 的合成。因此沙眼衣原体与这些病原体共感染时，能促进 Th2 应答。

实验证明衣原体蛋白酶样活性因子（CPAF）能降解宿主的 *MHC* 基因活化所需的转录因子。衣原体感染细胞后，抗原递呈机制的失调使感染细胞表面 MHC- 抗原肽复合物减少，从而保护衣原体免受免疫系统的攻击。近年研究发现，衣原体可通过直接和间接机制来下调宿主 MHC-I 类分子的表达。衣原体能阻碍受感染细胞被 CD8$^+$T 细胞识别。这种下调与衣原体的感染剂量和时间呈依赖关系。衣原体也能抑制 IFN-γ 诱导的 MHC- Ⅱ 类分子的表达，影响抗原递呈给 CD4$^+$T 细胞。MHC 表达的降低使宿主细胞的抗原递呈作用减弱，减轻免疫反应，使沙眼衣原体逃避宿主免疫监视作用而在细胞内长期寄生。

2）降低炎症反应

沙眼衣原体感染的上皮细胞能产生多种前炎症因子，包括 IL-1α、IL-6、IL-8、Gro-α、粒细胞 - 巨噬细胞集落刺激因子。这些细胞因子对于免疫反应的起始非常重要。衣原体生长越快，产生的细胞因子越多。持续感染时，C.t 生长受到了抑制，因此理论上产生的细胞因子也会随之减少，因此炎症反应也会降低。Mpiga 等研究多西环素诱发的 C.t 持续感染时，发现 IL-6 和 IL-8 的分泌量先增加，尔后明显减少。持续感染时，衣原体的代谢活性降低，分泌的细胞因子随之减少，炎症反应和其他免疫反应也会降低。这样更有利于衣原体感染的持续。

3）对凋亡的调节

衣原体是严格细胞内寄生的原核微生物，其本身不能合成能量物质，其增殖依赖于宿主细胞的 ATP 和一些高能量代谢产物。同时，沙眼衣原体为逃避宿主体液免疫的作用，必须寄生在宿主细胞内。一旦赖以生存的宿主细胞凋亡，衣原体就失去了生存繁殖的环境。衣原体必须阻止感染的宿主细胞凋亡。研究发现衣原体既可诱导又能抑制细胞凋亡，主要与宿主细胞类型、刺激条件以及宿主环境因素等有关。

沙眼衣原体能诱导细胞毒性 T 淋巴细胞（CTL）凋亡，抑制其细胞毒活性。感染沙眼衣原体的巨噬细胞可能通过细胞间相互作用和分泌 TNF-α 作用于 T 细胞，诱发活化的 T 细胞凋亡。而且，淋巴细胞与感染的巨噬细胞接触前，已经受到了巨噬细胞分泌的 TNF-α 促凋亡作用。抗 TNF-α 的单克隆抗体 D2E7 能阻止淋巴细胞凋亡。感染放射线照射过的 EB 巨噬细胞，也不能引起淋巴细胞凋亡。利用感染肺炎衣原体的巨噬细胞与自体同源的 T 细胞共同培养，可干扰 T 细胞内的氧化还原环境，最终导致 T 细胞的凋亡。此外，Sessa 等研究发现，在肺炎衣原体感染过程中谷胱甘肽氧化还原反应失衡以及肿瘤坏死因子的分泌可诱导 T 细胞凋亡。

Greene 等用 17 种沙眼衣原体血清型感染宿主细胞时发现，

在衣原体感染的培养细胞中存在衣原体的抗细胞凋亡现象。Fischer 等的实验证实感染肺炎衣原体的上皮细胞能抵抗药物和死亡受体配体等诱导的细胞凋亡。衣原体也可通过抑制细胞的凋亡信号级联反应以维持其持续性感染，包括中性粒细胞、单核细胞、上皮细胞及神经细胞等。衣原体具有多种抗凋亡机制，包括上调凋亡抑制蛋白家族和抗凋亡蛋白髓样细胞白血病分子 1，抑制 B 淋巴细胞瘤因子 2 家族的促凋亡蛋白 Bax 和 Bak 的活化，促进含有 BH3 同源区域的促凋亡蛋白 Bik，Puma 和 Bim 的降解，阻止细胞色素 C 的释放以及抑制 caspase 活化等。

实际上，持续感染 A 型沙眼衣原体的上皮细胞经 IFN-γ 作用后，增加了对多种促凋亡因子（如癌基因抑活药）的耐受。去除 IFN-γ 后，衣原体持续感染颗粒恢复正常，最终导致上皮细胞凋亡。持续感染颗粒能阻止感染细胞凋亡。而活跃的网状体可促进感染细胞凋亡。问题在于沙眼衣原体如何诱发淋巴细胞凋亡，同时阻止感染的上皮细胞凋亡。持续感染的衣原体可能将抗生素从上皮细胞内转运到上皮细胞外，而只引起淋巴细胞凋亡，但转运机制还不明。

4）特殊的组织定位

特殊的微生物环境与持续感染有关。睑结膜紧贴着角膜，睑结膜感染衣原体时会传染到角膜细胞。而角膜无血管，免疫细胞不能到达角膜清除衣原体，造成感染的持续存在。因此生殖道持续感染时，推测衣原体也可能定位于免疫细胞不能到达的部位

（免疫豁免组织）。

5）逃避宿主细胞溶酶体的融合

实验证明衣原体包涵体在真核细胞内具有独特的龛影，不与溶酶体融合。体外试验显示衣原体某些表面脂多糖和蛋白质可促进易感细胞对衣原体的内吞作用，并能阻止吞噬体和溶酶体的融合，使衣原体躲避宿主细胞的清除并在吞噬体内繁殖。

6）其他

有研究表明，衣原体的持续性感染是由于衣原体在宿主细胞内的分化受阻，形成了未分化的衣原体颗粒，导致发育周期中断，在持续感染期间衣原体的基因转录表达发生变化，参与衣原体分裂或 RB-EB 分化等相关基因的表达受阻，导致衣原体由网状小体分化为原生小体的过程中断，从而促进持续性感染的形成。Kokab 等认为这与衣原体的发育周期延长有关。

总之，临床治疗报道、体内外研究结果使人们能更好地了解 C.t 持续感染的形成机制。体外模型虽然能检测特征性的持续感染颗粒，但是不完全等同于体内持续感染。衣原体研究者们都认为还有许多特征不为人知，尤其分子形成机制。明确这些机制将为研究者们揭开 C.t 治疗的新篇章。

参考文献

1. 刘全忠. 衣原体与衣原体感染. 天津：天津科技出版社，2004.

2. Caldwell HD，Wood H，Crane D，et al. Polymorphismsin chlamydia

trachomatis tryptophan synthase genesdifferentiate between genital and ocular isolates. J Clin Invest, 2012, 111 (18): 1757-1769.

3. Hanada H, Ikeda-Dantsuji Y, Naito M. Infection of human fibroblast-like synovial cells with chlamydia trachomatis results in persistent infection and interleukin-6 production. Microb Pathog, 2012, 34 (1): 57-63.

4. Wyrick PB, Knight ST. Pre-exposure of infected human endometrial epithelial cells to penicillin in vitro renders Chlamydia trachomatis refractory to azithromycin.J Antimicrob chemother, 2012, 54 (1): 79-85.

5. Smith A, Munoz B, Hsieh Y H, et al. OmpA genotypic evidence for persistent ocular Chlamydia trachomatis infection in Tanzanian village women. Ophthal Epidemiol, 2011, 8 (2): 127-135.

6. Bragina EY, Gomberg MA, Dmitriev GA. Electron microscopic evidence of persistent chlamydial infection following treatment.J Eu r Acad Dermatol Venereol, 2011 15 (4): 405-409.

7. Gerard HC, Whittum-Hudson JA, Schumacher HR, et al. Differential expression of three chlamydia trachomatis hsp60-encoding genes inactivevs.Persistent infections. Microb Pathog, 2012, 36 (1): 35-39.

8. 雷文波, 何战胜, 李忠玉. 沙眼衣原体抑制宿主细胞凋亡机制的研究进展. 微生物学免疫学进展, 2016, 44 (1): 62-65.

9. Ibana JA, Schust DJ, Sugimoto J, et al. Chlamydia trachomatis immune evasion via downregulation of MHC class Isurface expression involves direct and indirect mechanisms. Infect Dis Obstet Gynecol, 2011, 2011 (1): 1-8.

10. Olivares-Zavaleta N，Carmody A，Messer R，et al. Chlamydia pneumonia inhibits activated human T lymphocyte proliferation by the induction of apoptotic and pyroptotic pathways.J Immunol，2011，186（12）：7120-7126.

11. Kokab A，Jennings R，Eley A，et al. Analysis of modulated gene expression in a model of Interferon-γ -induced persistence of chlamydia trachomatis in HEp-2 cells. Microb Pathog，2010，49（5）：217-225.

12. Srinivasan T，Bruno WJ，Wan R，et al. Invitro recombinants of antibiotic-resistant chlamydia trachomatis strains have statistically more break points than clinical recombinants for the same sequenced loci and exhibit selection at unexpected loci. J Bacteriol，2012，194（3）：617-626.

13. Kong FY，Hocking JS. Treatment challenges for urogenital and anorectal chlamydia trachomatis. BMC Infect Dis，2015，15（3）：293.

14. 薛耀华，白顺，郑磊，等 . IFN-γ 体外诱导沙眼衣原体持续性感染细胞模型的建立 . 皮肤性病诊疗学杂志，2015，22（1）：10-13.

15. Pitt RA，Alexander S，Horner PJ，et al. Presentation of clinically suspected persistent chlamydial infection：a case series.IntJ STD AIDS，2013，24（6）：469-475.

16. Dreses-Werringloer U，Padubrin I，et al. Effects of azithromycin and rifampin on chlamydia trachomatis infection invitro. Antimicrob Agents Chemother，2011，45（11）：3001-3008.

17. Beatty WL，Morrison RP，Byrne GI. Reactivation of persistent chlamydia trachomatis infection incell culture. Infect Immun，2012，63（2）：199-205.

18. Hocking JS，Vodstrcil LA，Huston WM，et al. A cohort study of Chlamydia trachomatis treatment failure in women：a study protocol. BMC Infect Dis，2013，13：379.

19. Walker J，Fairley C，Urban E，et al. Maximising retention in a longitudinal study of sexually transmitted infections among young women in Australia. BMC Publ Health，2011，11：156.

20. Handsfield HH. Questioning azithromycin for chlamydial infection. Sex Transm Dis，2011，38（11）：1028-1029.

21. Horner PJ. Azithromycin antimicrobial resistance and genital chlamydia trachomatis infection：duration of therapy may be the key to improving efficacy. Sex Transm Infect，2012，88（3）：154-156.

22. 刘全忠，秦蓓 . 非淋菌性尿道炎病原体致病性的研究进展 . 皮肤性病诊疗学杂志，2017，24（3）：147-150.

23. 邵丽丽，刘原君，江勇，等 . 沙眼衣原体临床分离株药物敏感性测定及耐药基因检测 . 中国皮肤性病学杂志，2010，24（5）：404-407.

24. 侯淑萍，刘全忠 . 关于沙眼衣原体耐药及耐药机制的探讨（英文）. Chinese Journal of Sexually Transmitted Infections，2004，4（2）122-125+136.

沙眼衣原体：原有的研究和新进的发现

17. 衣原体的发现与所致疾病的拓展

　　1907 年 Harberstaedter 和 von Prowazek 首先在实验动物感染性结膜炎分泌物的涂片中发现了衣原体，因其能通过滤器又不能在人工培养基上生长而被误认为是"病毒"。直至 1955 年，我国学者汤飞凡采用鸡胚接种法培养成功衣原体，才对它的认识才有了新的飞跃。衣原体是一类有 RNA 和 DNA，能够通过滤器，严格寄生在细胞内，以二分裂方式繁殖的原核细胞型微生物，广义归属于细菌的范畴。这类微生物有独特的发育周期，一种形式是原体（EB），指发育成熟的衣原体，具有高度的传染性，在宿主细胞外较为稳定，但无繁殖能力；原体进入宿主细胞后，在细胞膜包绕的空泡中发育增大成为具有繁殖力的始体（IB）。衣原体属（chlamydia）包括四个种，即沙眼衣原体，鹦鹉热衣原体，肺炎衣原体，和家畜衣原体，各自引起特定的临床病症。沙眼衣原体根据其主要外膜蛋白抗原性的不同分为 18 个型，其中 A、B、Ba、C 型引起沙眼，L1、L2、L3 型引起性病淋巴肉芽肿，D、Da、E、F、G、H、I、Ia、J、K、L2a 型引起泌尿生殖道感染。因为 Da、Ia 和 L2a 型为变异型鲜有报道，故通常认为 D～K 型为沙眼衣原体泌尿生殖道感染最常见的病原体。在 C.t 的型别上，习惯将使用抗原反应方法进行的分型称为血清型，而涉及核酸检测方法进行的分型称则为基因型，实际在本质上两者没有区别。

18. 衣原体结构和组成的研究进展

衣原体是严格的细胞内寄生菌，增殖过程中所需的能量与中间代谢产物均由宿主细胞提供，因此 C.t 的增殖离不开活细胞；其在宿主细胞内生长繁殖，具有特殊的发育周期。电镜下可观察到两种不同的形态结构：一种小而致密的颗粒结构，称为原体（elementarybody，EB），具感染性；另一种是大而疏松的颗粒结构，没有感染性，称为网状体（reticulatebody，RB），或称始体（initialbody，IB）（图 25）。

宿主细胞膜包裹衣原体形成的空泡（membrane-bound vacuole）谓之包涵体（inclusion）；包涵体为 C.t 在宿主细胞内的生长繁殖提供微环境，保护 C.t 免受宿主免疫系统的识别和清除，同时也是 C.t 与宿主细胞进行物质交换和信息传递的门户：C.t 不仅可从宿主细胞摄取营养物质和能量物质，而且分泌效应

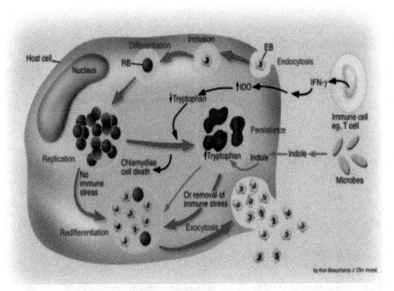

图 25　衣原体独特的生活周期和高抵抗力的变异体（彩图见彩插 18）

蛋白（effector proteins）进入宿主细胞质调节宿主细胞功能。有关 C.t 与宿主细胞通过包涵体膜进行物质和能量交换的确切机制目前尚不清晰。包涵体的形态和染色性也是鉴定衣原体种类的一种指征。C.t 的 EB 能合成糖原，掺入包涵体的基质中，可被碘溶液染成棕褐色。

（1）培养特性

人类是 C.t 的自然宿主，C.t 主要感染柱状上皮及移行上皮。在动物实验中，猴和猩猩的眼及泌尿系统也可感染各型 C.t。

鸡胚对 C.t 敏感，大多数 C.t 血清型能在 6 ～ 8 日龄鸡胚卵黄囊中繁殖，于感染后 3 ～ 6 天致鸡胚死亡，并可在鸡胚卵黄囊中找到 EB、RB 和包涵体。

所有 C.t 均可在细胞培养中生长，现多采用 McCoy 或 HeLa-229 细胞株。C.t 多缺乏主动穿入组织细胞的能力，可对接种有标本的细胞培养物采用离心沉淀法以增加 C.t 与细胞的接触机会，有利于吸附；或在培养基中加入代谢抑制物如二乙氨基 – 葡聚糖（DEAE-dextran）、细胞松弛素 B，或先将细胞用 X 线照射，抑制宿主细胞的分裂增殖，有利于 C.t 的寄生性生长。

（2）基本结构

1）基因组结构

①核酸

C.t 的基因组为双链的密闭环状 DNA，G+C 含量为 41.3 mol%，目前 A、B、D 和 L2 血清型的全基因组测序及基因注释工作已经完成；D/UW-3/CX 基因组大小为 1.045Mp，G+C 含量为 41.27mol%，另有一个约 7.5kb 大小的质粒；整个基因组共有 894 个开放阅读框架（ORF），其中有 604 个基因编码功能性蛋白，35 个基因编码的蛋白与其他细菌蛋白存在同源性，但功能不明；而余下的 255 个基因编码的蛋白与 GenBank 登录的氨基酸序列无同源性。

②质粒

衣原体质粒为环状闭合的双链 DNA，控制 C.t 某些特定遗传性状。质粒不是 C.t 生长所必需的，失去质粒的 C.t 仍然能正常存活，但是与携带质粒株比较，C.t 质粒缺失株的毒力明显减弱；在自然情况下，C.t 缺失质粒的现象比较少见。

衣原体质粒曾被称为隐蔽性质粒，随着研究的深入，衣原体质粒的面纱逐渐被揭开。C.t 质粒具有下列特点：a. 完整的质粒大小约为 7.5kb，在 DNA 序列上有 8 个 ORF（命名为 *ORF1-8*，或 *pgp1-8*），编码 8 种质粒蛋白；b. 质粒基因 *pgp1*、*pgp2*、*pgp6*、*pgp8* 是质粒稳定的必需因子，*pgp4* 是转录调节因子，*pgp3*、*pgp5*、*pgp7* 基因的缺失并不影响 C.t 在感染细胞中的增殖；c. 有一个 ATs 从区，此区为 ATP 结合区域；d. 质粒基因 *ORF5* 编码的 Pgp3 蛋白（或称 pORF5）是一种衣原体分泌蛋白，具有很强的免疫原性，是一种免疫优势抗原。

2）蛋白结构

随着 C.t 全基因组测序及基因注释工作的完成、蛋白质组学研究的深入，人们得以从全新的视角认识其抗原结构。

①主要外膜蛋白

主要外膜蛋白（major outer membrane protein，MOMP）在 EB 和 RB 中均存在，暴露于外膜表面，占外膜蛋白的 60% 左右，相对分子质量为 38 ～ 43 kDa。MOMP 由 *ompA*（或称 *omp1*）基因编码，由 370 ～ 380 个氨基酸残基组成，其中含有 7 ～ 9 个半胱氨酸残基，可经二硫键将半胱氨酸广泛交联形成网状结构，用以维持外膜结构的坚韧性。MOMP 还与外膜结构的完整性、生长代谢、免疫原性和毒力相关，是一种多功能蛋白。MOMP 具有复杂的抗原系统，含有种特异性、生物型特异性和血清型特异性抗原表位。氨基酸序列分析表明 MOMP 有 4 个可变区

（VD1 ～ VD4），分别镶嵌于 5 个高度保守的恒定区内。MOMP 特异性的 T 细胞表位位于 VD1、VD2 及 VD4 区，B 细胞表位位于 VD4 区。根据可变区氨基酸序列的同源性，可将沙眼衣原体 18 个血清型归为三类：B 类（包括 B、Ba、D、Da、E、L1、L2 和 L2a 血清型）、C 类（包括 A、C、H、I、Ia、J、K 和 L3 血清型）和中间类（包括 F 和 G 血清型）。

MOMP 不仅是 C.t 分型的基础，也是目前 C.t 疫苗研究的候选抗原之一。研究表明，用胰蛋白酶水解 MOMP 的 VD 或热处理使 VD 构象发生改变时，可抑制 C.t 的感染性，提示 VD 与吸附宿主细胞的作用有关。此外，在 C.t 的体外细胞培养、小鼠毒性试验及猴眼感染试验过程中，还发现针对 MOMP 的单抗均有保护作用。MOMP 诱导的免疫保护性机制尚有争议，认为这种保护作用是使衣原体在细胞内的发育受阻，并非抗体中和了 EB 上的某些位点。

②富含半胱氨酸蛋白

C.t 外膜复合物上的另外两种主要蛋白成分是 9 kDa 和 60 kDa 的富含半胱氨酸蛋白（cysteine-rich protein，Crp），分别称为外膜复合物蛋白 A（outer membrane complex protein A，OmcA）和外膜复合物蛋白 B（OmcB），它们在 EB 和 RB 的转变过程中发挥重要作用。OmcA 又称为外膜蛋白 3（outer membrane protein 3，Omp3），含有 13 个半胱氨酸残基。OmcB 也称为外膜蛋白 2（Omp2），含有 553 个氨基酸；成熟 OmcB 蛋白的 547 个氨基酸残基中含有 24 个半胱氨酸残基；OmcB 蛋白在 C.t 各血清型间具有高度保守性。Crp 蛋白中的这些半胱氨酸残基之间可形成广泛的二硫键交叉连接，包括 MOMP-MOMP、MOMP-Omp2 和 Omp3-Omp3 等连接方式；因而，即使 C.t 外膜缺乏典型肽聚糖结构，却相当坚韧。有研究认为 OmcB 在参与 C.t 发育周期 RB 转化为 EB 的过程中，部分 OmcB 参与构成 EB 的外膜，部分 OmcB 被衣原体蛋白酶样活性因子（CPAF）降解为 OmcBn 和 OmcBc 两个片段，OmcBc 片段被释放至宿主细胞质中，是一种免疫优势蛋白，可被 $CD4^+T$ 细胞和 $CD8^+T$ 细胞识别，在 C.t 感染人群中可诱发免疫应答，引起抗体产生。

③热休克蛋白

相对分子质量为 57 kDa 的衣原体热休克蛋白 60（chlamydial heat shock protein 60，CHSP60）和大肠杆菌的 GroEL 蛋白相似。感染过衣原体的猴眼，应用含 CHSP60 的 C.t 提取物攻击，可引起明显的炎症；另外，血浆中 CHSP60 抗体的存在与女性异位妊娠和不孕有关。CHSP60 与人 HSP60 的氨基酸序列有 50% 的同源性，它既可以作为抗原引起机体的抗感染免疫，又可以模拟人 HSP60 产生自身抗体。由 CHSP60 致敏的淋巴细胞、CHSP60 抗体、自身抗体均可识别自身的靶细胞及组织，导致自身免疫性疾病，造成组织损伤。这些研究结果对认识衣原体感染所致眼病和输卵管损伤的免疫发病机制很有价值。

相对分子质量为 75 kDα 的衣原体热休克蛋白 70（CHSP70）

是 DnaK 同源物。CHSP70 是一种双功能蛋白，其 N 末端含有一段 ATP 酶区，其 C 末端含有一个肽结合区，该区与 MHC I 类分子在结构上具有同源性。

④多形态膜蛋白

C.t 有 9 个基因分别编码多形态膜蛋白（polymorphic membrane proteins，Pmp），即 PmpA ～ PmpI，*pmp* 基因多以基因簇的形式存在 C.t 基因组中，而 *pmpD* 基因则独立存在于基因组中。Pmps 蛋白的相对分子质量为 90 ～ 187 kDa。

目前对 PmpD 蛋白有较多的认识，C.t 的 19 个血清型均能合成 PmpD，并且不同血清型之间的 PmpD 氨基酸序列有 99.15% 的一致性。通过同源性和结构比对，以及氨基酸序列分析，PmpD 被证实是自我转运（autotransporter）蛋白，具有自我转运蛋白典型的信号肽、娩出域（passenger domain，PD）和 C 端易位区（carboxyl-terminal translocator domain，TD）等分子结构，通过 V 型分泌系统进行分泌转运，全长 PmpD 蛋白在内膜经 sec- 依赖机制转运到周浆间隙，随后信号序列被切除，N 端娩出域经 C 端 β 桶性结构转运到胞外；N-PmpD 暴露于膜外，并以共价键与膜蛋白其他组分结合。血清学试验证实 PmpD 是表面暴露抗原，研究进一步证明 C.t 的 N-PmpD 是种共同性、泛中和性（pan-neutralizing）抗原，N-PmpD 特异性抗体可与 C.t 不同血清型的 EB 发生中和反应。

⑤包涵体膜蛋白

包涵体膜蛋白（inclusion membrane proteins，Inc 蛋白）指一

类由衣原体基因编码合成并定位于包涵体膜的蛋白，部分 Inc 蛋白通过Ⅲ型分泌系统（TTSS）的分泌而定位于包涵体膜。IncA 是第一个被认识的 Inc 蛋白，IncB ～ IncG 随之被发现，但它们之间的氨基酸序列相互不具有同源性。通过对已知 Inc 蛋白空间构象的分析，人们发现多数 Inc 蛋白具有相似的蛋白特征图谱，拥有由 40 ～ 60 个氨基酸残基组成的双叶片状疏水性基序 (bilobed hybrophobicity motif)，借此锚定于包涵体膜上；利用生物信息学分析方法，人们预测 C.t 基因组中有约 50 个候选 inc 基因。近年来 Inc 蛋白的研究已取得较大进展，采用特异性抗体借助免疫荧光技术、免疫印迹技术等方法证实 C.t 至少有 22 个 Inc 蛋白，其中多数具有良好的免疫原性，在 C.t 感染者血清中可检测到相应的抗体。inc 基因在 C.t 基因组中部分以基因簇形式分布，如 *Ct115 ～ Ct119* 基因，*Ct223 ～ Ct229* 基因；部分孤立分布，如 *Ct529*、*Ct618* 和 *Ct813* 基因。

到目前为止 Inc 蛋白的功能尚不清楚，仅对少数有所认识，例如 IncA（Ct119）蛋白在不同 C.t 包涵体之间参与同型泡（homotypic vesicle）的融合，IncG（Ct118）蛋白通过与宿主 14-3-3 β 蛋白相互作用而抑制宿主细胞凋亡，Ct229 蛋白通过与 GTP 酶 Rab4 分子相互作用从而影响宿主细胞的信号传导途径；CrpA（Ct442）蛋白能够进入 MHC I 类途径并刺激 CD8$^+$T 细胞的免疫应答；Cap1（Ct529）蛋白作为一种 CD8$^+$T 细胞靶蛋白在免疫应答中发挥一定作用。Ct223 蛋白可抑制 C.t 感染宿主细胞的减数分裂。

⑥衣原体分泌蛋白

C.t 通过 TTSS、自我转运机制或其他分泌机制可将其编码的效应蛋白分泌至宿主细胞质内，这部分效应蛋白称之为沙眼衣原体分泌蛋白（C. trachomatis-secreted proteins，CtSPs）；C.t 拥有多个分泌蛋白，如 CPAF、GlgA 、cHtrA、Pgp3（pORF5）等蛋白。

a. 衣原体蛋白酶（体）样活性因子

衣原体蛋白酶（体）样活性因子（chlamydial protease/proteasome-like activity factor，CPAF）是首个被发现的衣原体分泌蛋白，是一个序列和功能都很保守的分子。结构比较和生化实验表明，CPAF 是一个由水分子介导的催化三元体组成的新型丝氨酸蛋白酶。CPAF 酶原结构显示其活性位点被抑制片段（inhibitory segment）的 C 端部分包围，同时其 N 端的存在使得 CPAF 维持在单体状态，CPAF 通过在蛋白分子内部逐步的蛋白酶剪切，从而移除那些结合在活性中心以及维持 CPAF 单体状态的抑制片段而被激活，同时剪切后形成的分子间二聚体引发的水分子介导的催化三元体的组装使得 CPAF 完全激活，并具有蛋白酶活性。

D 血清型的 CPAF（Ct858 蛋白）由 609 个氨基酸组成，其相对分子质量为 70 kDa。CPAF 是一种免疫优势抗原，GCI 的女性患者都产生了针对 CPAF 的抗体，其抗体效价明显高于 MOMP 和 CHSP60 抗体的效价。

b. 糖原合酶

糖原合酶（glycogen synthase，GlgA）是新近发现的衣原体分泌蛋白，其合成受衣原体质粒的调控，如果衣原体质粒缺失，GlgA 的表达或分泌明显受抑制，包涵体基质中糖原含量显著减少，包涵体碘染色呈阴性。GlgA 也是一种免疫优势抗原，GCI 患者血清中普遍存在高效价的 GlgA 抗体。

c. 质粒蛋白 Pgp3

质粒蛋白 Pgp3 是衣原体质粒基因 ORF5 编码的衣原体分泌蛋白，故也称之为 pORF5，不同 C.t 血清型的 Pgp3 氨基酸序列高度保守，同源性高达 95%；C.t 感染宿主细胞时产生的内源性 Pgp3 为一稳定的三聚体，Pgp3 蛋白三聚体可优先被 GCI 患者血清中的抗体所识别；通过蛋白的结晶学的研究发现，Pgp3 由三股螺旋型卷曲螺旋（THCC）连接而成，羧基端结构域（CTD）具有与肿瘤坏死因子（TNF）家族成员相似的折叠结构，氨基端结构域（NTD）由通常在三聚体病毒蛋白中发现的结构图案串联组成，中心平行的 THCC 包含不寻常的非极性和极性的残基对的转换模式，从而形成了一个罕见的右手超螺旋卷曲。Pgp3 也是一种免疫优势抗原，采用以 Pgp3 为抗原的 ELISA 方法检测 C.t 感染者血清中的相应抗体，发现其比以 MOMP 为抗原的商品化 ELISA 方法的敏感性更高；不足之处在于不能有效检测 C.t 质粒缺失株感染者。

⑦脂多糖

脂多糖（lipopolysaccharides，LPS）是迄今已被证明存在于被感染宿主细胞膜表面的唯一衣原体成分，LPS 在衣原体生长时合成过剩，从包涵体中释放出来并到达细胞膜上。

各型 C.t 的细胞壁上均有共同的 LPS 抗原，为属特异性抗原。C.t 的 LPS 与其他革兰阴性菌的 LPS 相似，如包含 D- 半乳糖、磷酸、长链脂肪酸和 2- 酮基 -3- 脱氧辛酸（2-keto-3-deoxyoctonic acid，KDO），但缺乏 O 特异性多糖和部分核心多糖，带有一个属特异的抗原表位，该抗原表位对高碘酸盐敏感，可应用于 C.t 的血清学诊断。针对 LPS 的荧光标记抗体在 C.t 感染的实验室诊断中亦有价值。

19. 沙眼衣原体抵抗力与药物敏感性

评价衣原体对外界的抵抗力通常是困难的，因为衣原体是细胞内寄生物，需要进入活的细胞，并在细胞内生长繁殖形成可判断的包涵体或细胞内衣原体荧光颗粒，由此才能判断衣原体是存活还是死亡。因此临床检查的阴性结果可能有几种情况：衣原体已死亡，因而没有衣原体生长；衣原体并没有死亡，但失去了黏附和穿入细胞的能力；衣原体具有生活能力，也有穿入能力但未增殖，有可能是细胞溶酶体消化的结果。因此，衣原体在外界生存时间的研究较少

（1）抵抗力

C.t 耐冷不耐热，在 60 ℃仅能存活 5 ～ 10 分钟，在 -70 ℃可存活达数年之久，液氮环境内可存活 10 年以上，冷冻干燥保

存 30 年以上仍可复活；C.t 对常用消毒剂敏感，如用 0.1% 甲醛溶液 24 小时，2% NaOH 或 1% 盐酸 2 ～ 3 分钟，75% 酒精溶液 1 分钟均可将其杀死。C.t 对紫外线比较敏感，经紫外线照射可迅速被灭活。

（2）药物敏感性

C.t 对四环素类、大环内酯类、氟喹诺酮类、磺胺类和青霉素等抗菌药物均敏感。四环素类药物是抑制 C.t 最强的药物，其作用机制是阻碍蛋白质的合成。红霉素、阿奇霉素和交沙霉素等大环内酯类药物可在核糖体水平上抑制 C.t 肽链的形成，从而抑制 C.t 的生长；如阿奇霉素在细胞内浓度较高且半衰期长，用于治疗 C.t 感染有较好的效果。氟喹诺酮类药物在体内和体外都有很好的抗 C.t 活性，临床应用效果较可靠，其作用机制为抑制 C.t 的 DNA 回旋酶，从而阻碍 DNA 的合成。磺胺类药物主要通过阻断 C.t 叶酸的合成，从而能对 C.t 起抑制作用。青霉素对 C.t 也有一定的抑制作用，其作用机制为阻碍 C.t 细胞壁的合成，另外，也可干扰 RB 的分裂而形成的异常形态的包涵体，但体内青霉素抗 C.t 的效力较其他抗生素低。

C.t 对氨基糖苷类、多黏菌素类、万古霉素类和制霉菌素等抗生素有强烈的抗药性，如链霉素、庆大霉素、万古霉素和新霉素一般不影响 C.t 的生长，因此从临床标本中分离培养 C.t 时常将这些抗生素加入到细胞培养基中以防止标本中细菌和真菌的生长，但过高浓度也会降低 C.t 的分离率。

20. 衣原体致病机制的研究进展

（1）对宿主细胞的直接作用

1）掠夺营养和能量

C.t 的基因组很小，不具备合成氨基酸、脂肪酸、维生素的能力；C.t 进入易感细胞内，通过包涵体即与宿主细胞发生相互作用，以获取 C.t 繁殖过程中所需要的营养物质，如脂质，包括胆固醇、甘油磷脂和鞘磷脂。宿主细胞的鞘磷脂、胆固醇进入 C.t 未经任何修饰，而脂肪酸则在 Sn-2 处替代为衣原体来源的支链脂肪酸。有研究认为高尔基体为衣原体脂质成分的来源，因为在衣原体发育过程中，大量的高尔基体聚集于包涵体附近的近核区域；高尔基体结构发生变化影响衣原体的发育成熟，如维持高尔基体结构的支架蛋白（Golgin-84）在衣原体感染时会被切割，以使高尔基体分裂成高尔基堆，如果 Golgin-84 过表达则可抑制高尔基体分裂从而使衣原体复制明显减少。另外，利用 RNA 干扰技术使巨蛋白（giantin）和 GPP130 缺失则刺激高尔基体分裂从而增强衣原体的复制。因此，高尔基体分裂被认为是刺激高尔基体的脂质转运到衣原体包涵体的重要机制之一。

2）包涵体扩大、EB 释放和再感染

在 C.t 发育周期中，包涵体体积不断增大，在此过程中不断地从宿主细胞体内获取脂质等营养物质。包涵体结构的完整性是由宿主细胞骨架结构，主要是 F - 肌动蛋白和中间丝来维持。由于包涵体的形成不可避免地会造成细胞受损或使细胞压力增大，从而会引起部分细胞死亡。

C.t 可通过两种不同的途径从宿主细胞释放出来：一是在半胱氨酸水解酶的作用下，宿主细胞裂解，包涵体也裂解，EB 释放出来；二是以"胞吐"外排的方式释放，包涵体膜与宿主细胞膜融合后释放 EB 出来，再去感染相邻的其他细胞，而 RB 由于对渗透压敏感而裂解死亡。最新研究显示 C.t 还可通过挤压的方式释放，在肌动蛋白和肌凝蛋白的作用下，部分包涵体以"出芽"方式释放，而含另一部分包涵体的宿主细胞仍可存活。"出芽"出来的包涵体结局怎样，仍不清楚，可能通过与宿主细胞膜融合而感染新的细胞，也可能被巨噬细胞吞噬并造成巨噬细胞感染。总之，不管 C.t 以何种方式释放，均会对宿主细胞造成损伤。

3）对宿主细胞凋亡的影响

C.t 感染对宿主细胞凋亡的调控比较复杂。目前认为 C.t 对细胞凋亡的调控有明显的时效性，在感染早期可抑制宿主细胞凋亡，而在感染后期则诱导宿主细胞凋亡，如果宿主细胞过早凋亡则会抑制 C.t 的生长繁殖。C.t 感染会保护宿主细胞免受肿瘤坏死因子、端粒酶 B/ 穿孔素或紫外线照射等因素导致的凋亡，但这种抗凋亡作用不见于未感染细胞，说明这种抗凋亡作用是由 C.t 介导的。研究表明，C.t 抗凋亡机制与阻止细胞色素 C（Cyt C）从线粒体释放、阻止凋亡前体蛋白 Bax 和 Bak 活化及降解唯 BH3 域蛋白等因素有关。Cyt C 是 procaspase-9 活化所必需的，

caspase-9 继而活化 caspase-3，而在 C.t 感染细胞中没有活化的 caspase-3 和 caspase-9；C.t 或可使磷酸化的 Bad、唯 BH3 域蛋白结合于包涵体膜来阻止宿主细胞凋亡，机体衔接蛋白 14-3-3β 在这一过程发挥重要的作用：在正常细胞中，14-3-3β 位于宿主细胞质，在有存活因子存在的情况下，14-3-3β 与磷酸化的 Bad 结合，阻止其与线粒体上的 Bax 和 Bac 结合；当不存在存活因子时，Bad 去磷酸化，与线粒体上的 Bax 和 Bac 结合后促进 Cyt C 的释放和宿主细胞凋亡。而在 C.t 感染细胞，14-3-3β 亚定位于包涵体膜，并与包涵体膜蛋白 IncG 发生相互作用，磷脂酰肌醇 -3 激酶（PI3K）依赖途径被活化，使 Bad 磷酸化并固定于包涵体表面与 14-3-3β 和 IncG 结合，从而阻止 Cyt C 的释放，进而抑制宿主细胞凋亡。

C.t 感染细胞的抗凋亡能力还与蛋白激酶 Cδ（PKCδ）有关：C.t 感染细胞中，PKCδ 固定于包涵体膜上，该酶通过二酰甘油结合域与包涵体膜上的二酰甘油结合而远离其线粒体中的作用位点，从而阻止 PKCδ 活化线粒体途径诱导的凋亡。

另外，C.t 感染细胞可活化 Raf/MEK/ERK 和 PI3K/AKT 信号通路，这些信号通路可促进 Bcl-2 家族成员 Mcl-1 蛋白的产生和稳定。Mcl-1 蛋白减少的细胞容易在 TNFR、DNA 损伤、颗粒酶 B 或应激状态等诱导因素下发生凋亡，Mcl-1 蛋白表达增高被认为是 C.t 感染细胞抗凋亡的关键因素。研究表明，细胞内凋亡抑制因子（cellular inhibitor of apoptosis，cIAP）增加及 IAP-IAP 异源复合体的形成，可使 C.t 感染细胞抵抗 TNF 诱导的凋亡。

4）影响 NF-κB 信号通路

在 C.t 感染细胞中未见明显的 NF-κB 活化迹象，由此可见影响 NF-κB 信号通路是 C.t 调节宿主免疫系统功能的机制之一。C.t 感染后，尾特异性蛋白酶（Tsp，Ct441）具有 p65/RelA 剪切活性，能选择性地作用于 NF-κB 中的 p65 亚单位，将其水解为 p40 片段和 p22 片段两部分，降低 NF-κB 的活性，从而抑制促炎细胞因子基因的转录。

（2）衣原体感染引起的免疫病理损伤

C.t 感染过程中，机体可出现Ⅳ型超敏反应造成的免疫病理损伤，如感染部位发生硬化和溃疡，将某些 C.t 抗原注入皮内进行皮试，可出现Ⅳ型超敏反应。

1）固有免疫反应引起的损伤

C.t 感染后生殖道有广泛的中性粒细胞浸润，到感染被完全清除后仍然存在，说明在抗原特异性免疫反应出现以前，中性粒细胞浸润对控制感染起重要作用，到了感染后期可能又与持续的免疫应答和反复感染有关。中性粒细胞在炎症部位浸润后，可诱导单核 / 巨噬细胞向炎症部位浸润。巨噬细胞具有吞噬功能，并能释放多种细胞因子参与特异性免疫反应。当巨噬细胞功能过度激活时，释放大量的细胞因子介导Ⅳ型超敏反应，这可能与 C.t 感染后所导致的免疫病理损伤有关。

C.t 感染早期，EB 表面的 MIP 可通过 TLR2/TLR1/TLR6 及

CD14 途径刺激 C.t 感染细胞分泌 IL-1β、TNF-α、IL-6 和 IL-8 等促炎细胞因子，引起周围未感染细胞发生凋亡，加重组织损伤，C.t 感染易形成瘢痕可能也与上述促炎细胞因子大量产生有关。

2）适应性体液免疫反应引起的损伤

C.t 感染机体后能诱导机体产生特异性的 IgM、IgG 及黏膜表面的 SIgA 等抗体，这些抗体对 C.t 的清除能力有限，高效价的抗体可能通过激活补体、ADCC 等机制造成相应的病理损伤。

C.t 刺激机体产生的抗体与输卵管损伤有关。在输卵管性不孕患者血清中可检测到高效价的抗 CHSP60 抗体，腹腔镜证实抗体滴度越高，输卵管损伤越严重。

3）特异性细胞免疫反应引起的损伤

T 细胞在 C.t 感染引起的疾病中发挥了重要作用。当 Th1 细胞免疫应答强度合适时，能清除 C.t 感染，发挥免疫保护作用；当机体产生的 Th1 细胞免疫应答不足以清除病原体，其产生的促炎细胞因子则导致炎性损伤，引起慢性感染；如果 Th1 细胞免疫应答过强，则会引起Ⅳ型超敏反应导致病理损伤。

正常情况下，机体 Th1/Th2 保持动态平衡。Th1 和 Th2 细胞分泌不同的细胞因子，其中 Th1 细胞主要分泌 IL-2、IFN-γ、TNF-β；Th2 细胞主要分泌 IL-6、IL-4、IL-5、IL-10。Th1 细胞和 Th2 细胞相互制约，决定着机体细胞免疫与体液免疫间的平衡，这种平衡一旦打破，将导致疾病的发生。在习惯性流产的患者中 IL-10 明显降低，IFN-γ 明显升高，提示当生理性 Th2 型细胞因子减少，而 Th1 型细胞因子升高时，可能导致病理性妊娠的发生。C.t 感染诱发 Th1 细胞介导的免疫反应，引起 Th1 细胞因子的浓度明显增加，Th2 细胞因子的浓度降低。说明 C.t 感染后引起的 Th1/Th2 细胞因子的平衡失调，以及由此而产生的 NK 细胞、巨噬细胞活性增高，有可能导致临床上的一系列病理性妊娠。

4）衣原体感染引起的自身免疫损伤

目前认为 C.t 感染引起的自身免疫病的机制涉及以下几个方面：① C.t 与宿主细胞具有某些共同 / 类似的抗原表位，如 CHSP60 与宿主 HSP60、DNA 引发酶 / 转移酶与宿主 HLA-B27、OmcB 与宿主心肌特异性 α - 肌球蛋白重链（M7Aα），或 C.t 能修饰 / 改变某些自身抗原的结构而引起自身免疫应答；② C.t 的某些成分能非特异性或通过打破下调机制活化自身反应性 T 细胞和 B 淋巴细胞；③ C.t 能非特异性地抑制或刺激巨噬细胞、淋巴细胞，产生一系列的细胞因子，而某些细胞因子如 IL-4、IL-6 能直接引起宿主免疫系统功能的紊乱。

5）衣原体的促癌作用

C.t 进入宿主细胞，可引起慢性持续性感染，能促进细胞有丝分裂，促进细胞增殖，并能使宿主细胞抗凋亡，从而促进肿瘤的发生。如 G 血清型感染与宫颈癌发生的相关性。

（3）其他因素

衣原体感染引起的病理性损伤除与它的直接作用及引起免疫病理损伤以外，还与机体遗传因素、激素水平有一定的关系。

1）遗传因素

GCI 慢性感染的女性体内会产生高效价的 CHSP60 抗体，而抗 MOMP 抗体效价很低，说明这些人群的免疫系统对病原体的不同蛋白成分的应答能力有所选择。遗传因素可能是通过以下机制调节机体的 Th1 和 Th2 细胞免疫应答，从而影响 C.t 感染的结局：①调节 C.t 感染上皮细胞细胞因子分泌水平；②调节不同免疫细胞细胞因子分泌水平。

2）激素水平

黏膜免疫是机体抗 C.t 免疫的重要机制之一，而体内激素水平可影响黏膜免疫的强弱程度，主要是因为体内的激素水平可影响抗原的递呈能力。如在女性排卵前期 E2 水平达高峰时，抗原递呈能力最强，而当精细胞进入子宫受精阶段抗原递呈能力最弱。因而，在月经周期女性生殖道中的 IgG 和 IgA 水平不一。在接近排卵期子宫中 IgG 最高，而输卵管中最低，在月经中期，IgG 和 IgA 最低，抗体水平不一，衣原体感染的敏感性及严重程度也就不一样。另外，有很多学者研究发现服用避孕药对 C.t 感染也有很大的影响，口服避孕药可降低 GCI 的发生率或减轻临床症状。

21. 沙眼衣原体有众多问题要解决

衣原体是一种专性细胞内寄生菌，在宿主细胞内繁殖有特殊生活周期，可观察到两种不同的颗粒结构：具有感染性的原体和具有繁殖性的网状体，可引起急性感染，也能导致某些慢性疾病，如盆腔炎、关节炎、动脉粥样硬化及哮喘等。衣原体的致病机制是抑制被感染细胞代谢，溶解破坏细胞并导致溶解酶释放，代谢产物的细胞毒作用，引起变态反应和自身免疫。衣原体耐冷不耐热，对多种抗生素敏感，红霉素、强力霉素和四环素等有抑制衣原体繁殖的作用。随着近年来抗生素的广泛应用，衣原体耐药问题也越来越突出。衣原体对抗菌药物耐药的机制较复杂，至今尚未被完全阐明。在衣原体耐药株中，对四环素类药物耐药最为普遍，对喹诺酮类药物耐药的部分机制已经明确，除四环素和喹诺酮类药物外，衣原体对大环内酯类药物耐药的报道相对较少。通过长年的临床标本的细胞培养药敏试验，笔者还发现药物敏感性不是一成不变的：其中红霉素、阿奇霉素 MIC 值在升高，其中 15.96% 的红霉素检测标本，44.68% 的阿奇霉素检测标本已经达到耐药。

目前，许多学者已经把精力投入到衣原体预防性和治疗性疫苗的研究，包括全菌体疫苗和亚单位疫苗。DNA 疫苗代表了疫苗和免疫治疗发展的新方向，注射编码外源目的基因的质粒 DNA，可导致目的外源基因表达，并在宿主体内诱导免疫应答。因此，一方面应该加强衣原体耐药性检测以指导临床用药，另一方面，应从基因水平研究其耐药机制，为新药研发、临床治疗提供新的靶点和突破。

在临床工作中，C.t 耐药性长期以来被认为是一种罕见的现象，尽管关于指南推荐的治疗方案，尤其是阿奇霉素治疗失败的病例报道与日俱增，但大多数医师依然考虑其与衣原体重复感染、耐药突变菌株等关系密切。近些年，随着衣原体持续感染状态的体内体外模型研究逐步建立，衣原体的治疗失败与持续感染间的关系被逐渐认同。一些研究表明，持续感染状态下的 C.t 可表现为低代谢活性状态，从而对多种抗生素敏感性降低。但持续感染的相关分子机制依然不明确，需要更深入的研究来为临床治疗开辟新的途径。

参考文献

1. 刘全忠. 衣原体与衣原体疾病. 天津：天津科技出版社，2004.

2. 雷文波，何战胜，李忠玉. 沙眼衣原体抑制宿主细胞凋亡机制的研究进展. 微生物学免疫学进展，2016，44（1）：62-65.

3. Ibana JA, Schust DJ, Sugimoto J, et al. Chlamydia trachomatis immune evasion via downregulation of MHC class I surface expression involves direct and indirect mechanisms. Infect Dis Obstet Gynecol, 2011, 2011：420905.

4. Olivares-Zavaleta N, Carmody A, Messer R, et al. Chlamydia pneumoniae inhibits activated human T lymphocyte proliferation by the induction of apoptotic and pyroptotic pathways. J Immunol, 2011, 186（12）：7120-7126.

5. Kokab A, Jennings R, Eley A, et al. Analysis of modulated gene expression in a model of Interferon-gamma-induced persistence of chlamydia trachomatis in HEp-2 cells. Microb Pathog, 2010, 49（5）：217-225.

6. Srinivasan T, Bruno WJ, Wan R, et al. In vitro recombinants of antibiotic-resistant chlamydia trachomatis strains have statistically more breakpoints than clinical recombinants for the same sequenced loci and exhibit selection at unexpected loci. J Bacteriol, 2012, 194 (3): 617-626.

7. Kong FY, Hocking JS. Treatment challenges for urogenital and anorectal chlamydia trachomatis. BMC Infect Dis, 2015, 15:293.

8. 中国疾病预防控制中心性病控制中心. 梅毒、淋病、生殖器疱疹、生殖道沙眼衣原体感染诊疗指南 (2014). 中华皮肤科杂志, 2014, 47 (5): 365-372.

9. 陆春雪, 彭波, 陈超群, 等. 抗沙眼衣原体 MIP 蛋白单克隆抗体的制备及特性鉴定. 中国免疫学杂志, 2014, 30 (1): 80-84.

10. 肖萌, 刘全忠, 齐蔓莉. 沙眼衣原体免疫优势蛋白的研究进展. 中国麻风皮肤病杂志, 2013, 29 (6): 394-396.

11. 戴文婷, 李忠玉. 沙眼衣原体质粒蛋白研究进展. 微生物学免疫学进展, 2013, 41 (6): 76-79.

12. Yang Z, Tang L, Sun X, t al. Characterization of CPAF critical residues and secretion during chlamydia trachomatis infection. Infect Immun, 2015, 83 (6): 2234-2241.

13. Gong S, Yang Z, Lei L, et al. Characterization of chlamydia trachomatis plasmid-encoded open reading frames. J Bacteriol, 2013, 195 (17): 3819-3826.

14. Lu C, Lei L, Peng B, et al. Chlamydia trachomatis GlgA is secreted into host cell cytoplasm. PLoS One, 2013, 8 (7): e68764.

15. Galaleldeen A, Taylor AB, Chen D, et al. Structure of the chlamydia

trachomatis immunodominant antigen Pgp3. J Biol Chem，2013，288（30）：22068-22079.

16. Hou S，Lei L，Yang Z，et al. Chlamydia trachomatis outer membrane complex protein B（OmcB）is processed by the protease CPAF. J Bacteriol，2013，195（5）：951-957.

17. Song L，Carlson JH，Whitmire WM，et al. Chlamydia trachomatis plasmid-encoded Pgp4 is a transcriptional regulator of virulence-associated genes. Infect Immun，2013，81（3）：636-644.

18. Chen AL，Johnson KA，Lee JK，et al. CPAF：a chlamydial protease in search of an authentic substrate. PLoS Pathog，2012，8（8）：e1002842.

19. 王千秋，刘全忠，徐金华. 性传播疾病临床诊疗与防治指南. 上海：上海科学技术出版社，2014.

20. 谢幸，苟文丽. 妇产科学. 8版. 北京：人民卫生出版社，2013.

21. 杨宝峰. 药理学. 8版. 北京：人民卫生出版社，2013.

22. 吴移谋. 衣原体. 北京：人民卫生出版社，2012.

沙眼衣原体泌尿生殖道感染的判定困难：从临床到化验

　　沙眼衣原体泌尿生殖道感染多发生于性活跃人群，主要通过性接触传播，男性和女性均可发生。常见症状主要是男性尿道炎和女性宫颈炎，沙眼衣原体泌尿生殖道感染临床表现多样，特异性不强，一半以上的患者在很长一段时间没有临床症状，给诊治带来困难，引起慢性迁延感染，可导致一系列严重的并发症和后遗症，表现为男性附睾炎、前列腺炎、直肠炎和女性子宫内膜炎、输卵管炎、不孕症、异位妊娠、流产、盆腔炎症疾病和垂直传播等。

　　目前衣原体感染诊治指南主要有：我国的《性传播疾病临床诊疗与防治指南》、美国的《性传播疾病治疗指南》。我国的《性传播疾病临床诊疗与防治指南》由中国疾病预防控制中心性病控制中心、中华医学会皮肤性病学分会性病学组、中国医师协会皮肤科医师分会性病亚专业委员会组织专家编写制定，发表在2014

年的《中华皮肤科杂志》第 4 期，其中沙眼衣原体泌尿生殖道感染的诊断，主要根据病史（性接触史、配偶感染史等）、临床表现和实验室检查结果。而美国的疾病预防控制中心在 2015 年也颁布了《性传播疾病治疗指南》，其中沙眼衣原体泌尿生殖道感染的诊断主要强调了核酸扩增试验（nucleic acid amplification test，NAATs）在诊断中的重要性，并未提及病史和临床表现。

22. 沙眼衣原体泌尿生殖道感染临床表现

男性的临床表现应从尿道观察到整个泌尿生殖道。需要提醒的是：至少 50% 的男性患者和 70% 的女性患者没有任何症状。有症状的可表现为：

（1）男性尿道炎潜伏期平均 1 ～ 3 周，男性患者表现为尿道炎，有尿痛或尿道分泌物。尿痛症状比较轻，有时仅表现为尿道的刺痛和痒感，尿道分泌物为浆液性或黏液脓性，较稀薄，量也较少，有些患者晨起时会发现尿道口有少量分泌物结成痂封住了尿道口（糊口现象）或内裤被污染。体检可见尿道口轻度红肿（图 26 ～图 28）。

（2）前列腺炎患者出现会阴部及其周围轻微疼痛或酸胀感，伴有直肠坠胀感。检查时前列腺呈不对称肿大、变硬或有硬结和压痛。尿中可出现透明丝状物或灰白色块状物。大约半数以上的衣原体前列腺炎患者诉有排精痛。

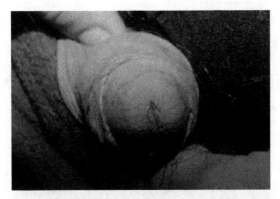

图 26　尿道口轻度唇样外翻，尿道口充血（彩图见彩插 19）

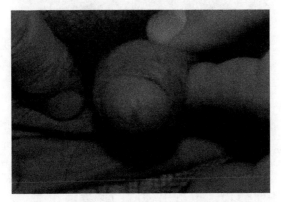

图 27　尿道口带状红斑（彩图见彩插 20）

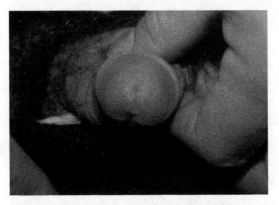

图 28　尿道口"糊口"现象（彩图见彩插 21）

（3）附睾炎患者常出现不对称的附睾肿大、疼痛、水肿、硬结、局部或全身发热，硬结多发生在附睾的曲细精管，可触及痛性的硬结。有时睾丸也可累及，出现睾丸肿大、疼痛及触痛、阴囊水肿和输精管变粗等（图29）。

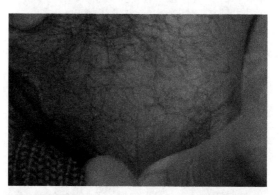

图29　急性衣原体附睾炎，局部红、肿、热、痛（彩图见彩插22）

（4）直肠炎患者多有肛门性交史，包括同性恋男性和异性恋女性，可无任何症状，也可出现肛门疼痛、出血、黏液分泌物和腹泻等。

女性需要从宫颈观察到整个生殖道和盆腔，包括泌尿系统和肝周炎：

（1）女性黏液性宫颈炎潜伏期平均1～3周，主要表现为宫颈内膜炎，宫颈有充血、水肿、触之易出血，黄色黏液脓性分泌物增多及下腹部不适等症状，阴道壁黏膜正常。也有相当数量的患者症状轻微或无任何临床症状。患者还可伴尿急、尿痛等尿道炎症状（图30，图31）。

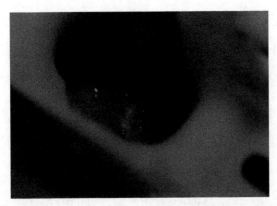

图 30　黏液性宫颈炎，可见点状充血、水肿及黏液样分泌物（彩图见彩插 23）

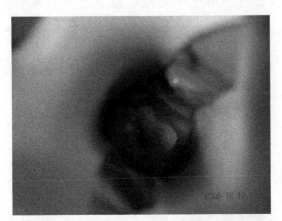

图 31　宫颈口充血，糜烂，白色黏液分泌物（彩图见彩插 24）

（2）女性衣原体尿道炎的特点是症状不明显或无症状。仅约
50% 的患者有尿频及排尿困难，可有尿急，但无尿痛症状或仅有
轻微尿痛。尿道口充血潮红，微肿胀或正常，挤压时常有少量蛋
黄色分泌物溢出，也可自行溢出少量分泌物。

（3）子宫内膜炎患者先有或同时伴有衣原体宫颈炎，临床常
可表现为下腹痛和不正常的阴道出血。

（4）附件炎常先有或同时伴有衣原体宫颈炎或子宫内膜炎。急性发病时下腹疼痛、压痛、反跳痛或有膀胱刺激症状，常伴发热；病情严重时可有高热、寒战、头痛、食欲不振等；病情较轻时，下腹部可有轻微疼痛，血沉稍快。仅有少数患者可扪及增粗的输卵管或炎性肿块，造成输卵管黏连等后遗症，导致输卵管性不孕。

（5）盆腔炎主要表现呈急腹症样，如腹痛、压痛及反跳痛，常伴有发热及腰痛。近一半男性沙眼衣原体泌尿生殖道感染者可以不出现任何临床症状（包括患者自觉症状和医生在体格检查中的阳性发现），75% 的女性沙眼衣原体泌尿生殖道感染者可无症状。病情隐匿，导致无法及时诊治，长期的隐匿感染，可导致慢性感染，使治疗更加困难。

23. 沙眼衣原体泌尿生殖道感染实验室诊断

实验室检查更多讲的是各种实验方法及其敏感性和特异性，其实标本采集也非常重要，尤其是整个生殖道和泌尿道。仅仅尿道（宫颈）标本是否能准确反应上生殖道感染的状况，它的替代价值如何有待进一步确定。必要时需要做尿道（宫颈）以外的部位标本采集。沙眼衣原体的实验室检查包括病原学方法和非病原学方法。病原学方法包括衣原体直接镜检、衣原体培养、衣原体抗原检测（免疫层析法、酶联免疫法和直接免疫荧光法）、衣原体核酸检测（包括核酸探针杂交和 PCR）；非病原学方法包括衣

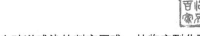

原体抗体检测（用衣原体抗原检测血中特异的衣原体抗体）、组织病理和尿白细胞计数。美国食品和药品管理局（FDA）已正式通过 PCR 在衣原体实验诊断中的应用，甚至把它作为衣原体实验室诊断新的金标准之一。某些影像学检查如腹部和盆腔 B 超有助于排除盆腔、卵巢、输卵管脓肿。其他检验如血常规对合并盆腔炎患者的诊断有一定帮助，HIV 检测、宫颈脱落细胞涂片以及性伴侣的衣原体检测也有必要。

（1）标本直接检查

1）直接显微镜检查

① Giemsa 染色或碘染色临床标本的衣原体直接镜检 C.t 可在敏感细胞中增殖，在细胞中形成包涵体。用拭子搽落或白金耳刮落含有包涵体的黏膜细胞直接涂片，做 Giemsa 染色或碘染色，如发现有一定数量的具有特征性的包涵体则可作出诊断。此法简便易行，但仅适用于新生儿眼结膜炎刮片的检查，对泌尿生殖道沙眼衣原体感染的诊断不够敏感，一般不直接应用于临床标本的检测。

②直接免疫荧光试验（direct immuno fluorescence，DIF）已有 15 种血清型的衣原体主要外膜蛋白制成单克隆抗体，并用荧光素做标记。当标本中存在衣原体时，针对沙眼衣原体主要外膜蛋白或脂多糖的单克隆抗体与相应的抗原结合，单克隆抗体标有荧光素，在荧光显微镜下，阳性者可见到亮苹果绿的原体和始体（图 32）。此法诊断沙眼衣原体感染的敏感性为 70% ～ 90%，特

异性为 83% ～ 99%。30 ～ 40 分钟即可出结果。标本的贮存和运送方便，标本中的沙眼衣原体不必是存活的或是有感染性的。由于已经有商品化的试剂盒供应，方便了使用。因而有些实验室将它和衣原体培养并列为扩大的"金标准"。缺点是在低感染率的人群中敏感性差，受实验人员的主观影响大。它最适宜用来检测沙眼衣原体高流行率人群（如性病门诊患者）。

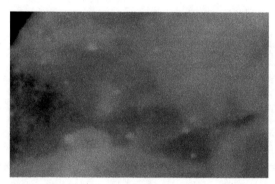

图 32　荧光显微镜下的衣原体原体和始体（1000×）（彩图见彩插 25）

2）酶联免疫吸附试验

先将处理过的固相载体（微孔或珠子）和标本一起孵育，如标本中含有衣原体，即可吸附于固相载体上。把未结合的物质洗去后，再将固相载体与抗衣原体抗体结合，然后再加入含有辣根过氧化物酶的抗体（二抗），二抗能与固相载体上的抗原抗体复合物发生反应。然后再加入底物和邻苯二胺溶液，酶能将其氧化成桔黄色，颜色的深浅和抗原的量成正比，颜色可用酶标仪测出，当标本的吸收值大于或等于阈值时则视标本中含有 C.t.。此法的一个显著优点是自动化程度高，可同时检测大批量标本，敏感性较高（67% ～ 90%），特异性强（92% ～ 97%），阳性预期值基本可靠（32% ～ 87%）。用仪器判定结果，结果较为客观。最适宜用来检测沙眼衣原体高流行率人群。在低流行率的人群中应用时，解释结果宜慎重。

3）胶体金免疫沉淀法

该法是将附有衣原体单抗的乳胶颗粒（胶体金）复合物吸附于滤纸上，将滤纸夹在两块塑料板中间。如加入的标本中含有衣原体抗原，则标本中的抗原与结合有乳胶（胶体金）的单抗结合。复合物由于毛细作用向前扩散移动，在结果窗中与二抗结合作用出现一条红线，标本即为阳性。本试验敏感性为 87%，特异性为98.8%。试验方法简单，出结果快。但敏感性较差，标本需要有一定量的抗原，抗原含量低时可出现假阴性。

4）分子生物学方法

近年来，随着分子生物学的飞速发展，许多分子生物学诊断方法相继出现，核酸杂交（核酸印迹法、斑点印迹法和组织原位杂交法等）特别是核酸扩增试验已不断用于衣原体的诊断。

①核酸杂交（nucleic acid hybridization）

核酸杂交是最早用于衣原体诊断的分子生物学方法，其基本原理是具有一定同源性的二条核酸单链在一定条件下（适当的温度和离子浓度等）按碱基互补的原则形成双链。杂交过程高度特异，杂交的双方是探针和待检核酸，待检核酸是衣原体特异的基因或质粒 DNA，探针用放射性同位素或非放射性物质标记，以利于信号的检测。根据 C.t 染色体和质粒的 DNA 序列设计 DNA 探针。目前已有诊断衣原体的商品化探针试剂盒，它是利用标记有荧光素吖啶橙的单链 DNA 来检测靶衣原体中的 rDNA。当形成一定的 RNA-DNA 复合物后，通过化学发光仪读出结果，敏感性和特异性分别为 70% ～ 92% 和 97% ～ 98%。

②核酸扩增（nucleic acid amplification）

核酸扩增试验是继核酸杂交试验之后又一个重要的检测手段。试验通过对特定对象（靶 DNA）的扩增放大，使检测的敏感性大大提高。目前使用最广泛的是聚合酶链反应（polymerase chain reaction，PCR）。测定衣原体 DNA，敏感性 80% ～ 92%，特异性 99%（男性患者尿道标本和生殖道标本无差别，女性尿道标本的敏感性较阴道标本低）。用于诊断沙眼衣原体感染的 PCR 法已有商品化试剂盒。PCR 法诊断泌尿生殖道沙眼衣原体感染的敏感性高，在细胞培养阴性者亦能检测出沙眼衣原体感染。一种 PCR（以质粒 DNA 顺序为引物）阳性而培养阴性的标本可以用另一种 PCR（以不同的质粒 DNA 顺序或主要外膜蛋白基因顺序为引物）证实，说明可能并非是 PCR 假阳性结果。然而，也有报告由于"残留"污染而造成 PCR 假阳性，或因标本中含有 Taq 酶抑制物质而使 PCR 呈假阴性。在 PCR 反应体系中加入内参照可以发现假阴性问题；此时可将标本以反复冻融几次或冻存较长时间或稀释等方法来解决。临床上，PCR 的结果应该结合病史和治疗情况进行分析，必要时重复取材或在另一部位取材作试验。沙眼衣原体核酸扩增技术的另一进展是可用清晨首次尿（或禁尿4小时后的首次尿）作为标本。美国2015年性传播疾病诊疗指南中，沙眼衣原体的诊断唯一提到的方法就是NAATs，并且提到了清晨首次尿同样可以用于沙眼衣原体感染的诊断。由于尿液取材方便，对患者无侵害，因此这种方法适合于在不同人群中进行大规模筛查，也适合于边远地区标本采集后运送至中心实验室进行检测。PCR检测技术在衣原体感染中的应用前景是：C.t泌尿生殖道感染的早期诊断，尤其适用于无症状携带者或轻症患者的诊断；做衣原体感染的分子流行病学调查，为性传播疾病的监测提供依据。

（2）分离培养与鉴定

细胞培养法用于分离培养衣原体，敏感性70%～90%，特异性达99%，此法对技术和设备要求较高且费用昂贵，培养有一定难度，也可能出现假阴性。因此不适合大样本病例。

1）鸡胚分离培养

从1907年捷克学者Harberstaedter和von Prowazek发现衣原体开始，各国学者都致力于衣原体的分离纯化，但半个世纪内，由于有可能将某些发光颗粒（白细胞、上皮细胞、色素颗粒）、细菌和酵母菌误认为沙眼衣原体，因此此法对于实验人员的技术水平要求较高。以后，我国著名微生物学家汤飞凡教授用鸡胚分离的经典方法首次分离成功，从而将衣原体的研究推向了新的高潮。卵黄囊培养对衣原体的早期分离功不可没，但阳性率低，自有细胞培养后，临床基本不再使用。

2）细胞分离培养

C.t 是专性的细胞内寄生物，它只能在细胞中生长，McCoy细胞（小鼠成纤维瘤细胞）提供了衣原体生长繁殖的必备条件，因此，常用它来进行培养和检测。传统的细胞培养法阴性标本盲传一代后仍为阴性，即确诊为阴性。然而有研究报道在一些有经验的实验室，增加传代培养的次数会明显提高沙眼衣原体泌尿生殖道感染的检出率。目前，单层细胞和培养基均有商品供应，虽费用较高，但很容易获得，另外常用的还有 HeLa229 细胞、BHK21 细胞、MCF7，HaCaT 细胞和 HL 细胞株等。细胞培养法一直是沙眼衣原体实验室检查的金标准，然而由于敏感性相对较低，不同实验室检出的阳性率差别较大，而且耗时、费钱，需要一定的实验设备，不适用于临床门诊中大量患者的实验室检查。

3）衣原体微量快速培养法

很多学者对衣原体细胞培养方法做了改进，细胞培养由玻璃瓶改为试管，由试管改为微量快速的 96 孔板，同时也有改为适用于一般实验室的平皿法。

（3）药敏试验

日本化学疗法学会 1992 年建立的衣原体最低抑菌浓度（minimum inhibitory concen-tration，MIC）测定方法是参照衣原体属国际通用的测定法而制定的标准法，在我国尚未建立衣原体的药敏试验标准法。表 13 是日本最低抑菌浓度测定法研究委员会的测定结果，表 14 是日本国最低抑菌浓度测定法研讨委员会对衣原体各生物型最低致死浓度测定结果，供参考。

表 13 衣原体各生物型测定的最低抑菌浓度（μg/mL）

抗生素	沙眼衣原体 （D/UM-3/CX 株）	鹦鹉热衣原体	肺炎衣原体 （TW-183）
MINO	0.016～0.063	0.016～0.063	0.016～0.031
DOXY	0.016～0.063	0.016～0.063	0.031～0.063
EN	0.0125～0.05	0.25～0.5	0.25～0.5
CAM	0.008～0.031	0.008～0.031	0.008～0.031
OFLX	0.025～1.0	0.05～1.0	0.05～1.0
AMPC	128＜	128＜	128＜

表 14 衣原体各生物型最低致死浓度测定结果（μg/mL）

抗生素	沙眼衣原体 （D/UW-3/CX 株）	鹦鹉热衣原体	肺炎衣原体 （TW-183）
MINO	0.125～0.5	0.5～4.0	0.063～0.125
DOXY	0.125～1.0	4.0～8.0	2.0～4.0
EN	2.0～4.0	16～32	2.0～8.0
CAM	0.03～0.125	0.5～2.0	1.0～2.0
OFLX	2.0～16	64～128	1.0～2.0

（4）抗体检测

人体感染衣原体后，产生相应抗衣原体抗体，检测这些特异性抗体可确定有无衣原体感染。检测血清抗体不同种类的临床意义也不尽相同。抗衣原体 IgM 抗体在成人生殖道感染并不常见；抗衣原体 IgG 抗体阳性率在性活跃人群高，尽管可以无活动性感染，既往感染足以引起阳性；而衣原体特异性血清 IgA 抗体则与疾病活动存在统计学相关性。用于各型衣原体感染的血清学试验包括补体结合试验、微量免疫荧光试验、间接免疫荧光和酶免疫吸附试验等。微量免疫荧光试验和补体结合试验常用。血清学方法对诊断生殖道衣原体感染的合并症有意义。患输卵管炎或肝周围炎的女性或患附睾炎的男性患者血清抗体滴度非常高。此外，用酶免疫法测定衣原体抗体和微量免疫荧光法一样敏感，但不能用于新近感染。

血清学试验的诊断价值有局限性：①到目前为止还没有一种试验能完全适用于所有种类衣原体感染；②由于感染早期症状较轻微，往往错过急性期标本的采集时间；③由于血清抗体可持续很长时间，单一血清标本检测到的抗体只能说明以前感染过衣原体，只有当恢复期血清抗体与急性期抗体相比滴度有 4 倍增高并伴有临床症状时才支持目前有衣原体感染。由于敏感性、特异性、预测值不够理想，血清学检查不建议作为临床诊断疾病的活动性的手段。

目前没有一个同时具备快速、特异性、敏感、价廉等特点的检测，再加上沙眼衣原体泌尿生殖道感染临床表现隐匿，及时诊治变得很困难。目前的检测标本采集主要是尿道和生殖道分泌物（表 15，表 16），而近年很多研究提示，衣原体感染的胃肠道定植可能是衣原体感染复发的重要原因，衣原体感染标本采集的困难也是衣原体诊治难点之一。

不同部位标本化验方法的选择：

表15 男性衣原体泌尿生殖道感染诊断

相关疾病	临床要点	实验室要点	
		辅诊	确诊
衣原体尿道炎	尿痛、尿道分泌物	尿中≥5PMN/1000倍视野，首段脓尿	细胞培养（+）尿道抗原检测（+），PCR（+）
急性附睾炎	发热、附睾或睾丸痛NGU症状、附睾疼痛或肿块	同上	同上，附睾穿刺培养物（+），PCR（+）
急性直肠炎	肛门痛、分泌物、出血、不正常排便（带脓带黏液，疼痛自发或排便出血）	肛门分泌物液＞10PMN/1000倍视野	肛门DFA或培养阳性，PCR（+）
急性直肠结肠炎	更重肛门疼痛、分泌物、出血、发热、淋巴结病变	同上	培养阳性、DFA（+）、PCR（+）补体结合试验（+）

注：DFA=directfulorescentantibody（直接荧光抗体法）。

表16 女性衣原体泌尿生殖道感染诊断

相关疾病	临床要点	实验室检查要点	
		辅诊	确诊
黏液脓性宫颈炎	黏液脓性宫颈分泌物、宫颈异位妊娠、水肿、自发或极易诱发的出血	宫颈≥30PMN/1000倍视野（非行经期女性）	宫颈的阳性培养或DFA（+），PCR（+）

续表

相关疾病	临床要点	实验室检查要点	
		辅诊	确诊
急性尿道炎	年轻性活跃妇女，近期有新性伴，尿频、尿痛综合征，症状常持续7天以上	非细菌性的脓尿	宫颈或尿道阳性培养或 DFA（+），PCR（+）
盆腔炎	下腹痛，女阴检查时附件触痛，常有黏液脓性盆腔炎	黏液脓性宫颈炎子宫内膜活检 GS 阳性	子宫内膜，输卵管 DFA（+），PCR（+）
肝周炎	右上腹痛、恶心、呕吐、发热，年轻性活跃妇女	黏液脓性宫颈炎和盆腔炎	血中有衣原体特异的高滴定度 IgM，IgG

注：GS=GramStain（革兰染色法）。

需要强调的是：尽管我们在男性前列腺、附睾、盆腔、输卵管部位需要发现衣原体，才能确定这些部位的病变是由衣原体感染引起，但实际上发现病原菌的概率并不高。研究证实这些部位的病变更多的是由于衣原体反复感染激发出的免疫病理改变，而确定这些免疫病理改变确实由衣原体引起还需要进一步深入研究。

参考文献

1. Elwell C，Mirrashidi K，Engel J. Chlamydia cell biology and pathogenesis. Nature reviews Microbiology，2016，14（6）：385-400.

2. 中国疾病预防控制中心性病控制中心，中华医学会皮肤性病学分会性病学组，中国医师协会皮肤科医师分会性病亚专业委员会．梅毒、淋病、生殖器疱疹、生殖道沙眼衣原感染诊疗指南（2014）．中华皮肤科杂，2014，47（5）：365-372.

3. Workowski KA，Bolan GA，Centers for Disease Control and Prevention. Sexually transmitted diseases treatment guidelines，2015. MMWR Recomm Rep，2015，64（RR-03）：1-137.

4. Sandoz KM，Rockey DD. Antibiotic resistance in chlamydiae. Future Microbiology，2010，5（9）：1427-1442.

5. 邵丽丽，杨晓静，杨丽娜，等．多次传代培养提高沙眼衣原体泌尿生殖道感染的检出率．中华皮肤科杂志，2010，43（2）：129-130.

6. 皇甫月明，陆金春．沙眼衣原体的流行病学研究进展．国外医学．流行病学传染病学分册，2003，30（04）：239-241.

7. 刘全忠．衣原体与衣原体疾病．天津：天津科学技术出版社，2004.

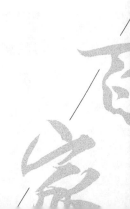

治疗：远不是那么简单容易

24. 沙眼衣原体泌尿生殖道感染治疗

疾病的治疗分为病因治疗、机制治疗和对症治疗三个层次。对症治疗对减轻患者的痛苦、缓解某些症状、阻断由症状引发的恶性循环和促进疾病恢复有着重要作用。然而，对症治疗毕竟只能是缓解症状，解决不了根本问题。机制治疗是高一层次的治疗，对于很多病因不明的疾病，机制治疗可以阻止病情的恶化，长期维持稳定状态，甚至能等到机体自动恢复，如自身免疫性疾病等。如果病因明确，机制治疗能帮助病因治疗，缩短病程，减少疾病所造成的损害，尽快治愈疾病。病因治疗是最高层次的治疗，能够找出疾病的发病原因而祛除之，从而能够从根本上解决问题。无论是医生还是患者，病因治疗都是最高的追求，最典型的病因治疗是感染性疾病的抗病原体治疗。可以说，无论医学中哪一个临床学科，治愈率最高的都是该学科中那部分感染性疾病。

毫无疑问，衣原体疾病是感染性疾病，病原体就是衣原体。

抗衣原体治疗是病因治疗，清除了衣原体，疾病就可以痊愈，因此治疗最重要的环节是要明确诊断，检查出衣原体，最好能确定是哪一种衣原体，哪一型衣原体。如有条件，进一步进行衣原体的药敏试验，针对性地用药会提高衣原体感染的治愈率，否则，须凭临床经验应用广谱抗生素治疗。准确的化验不仅是诊断衣原体感染的重要手段，也是指导治疗和预防的重要手段。

迄今为止，衣原体的治疗仍然集中在抗生素上，普遍认为衣原体对某些抗生素是敏感的。然而逐渐积累的资料显示，对于某些顽固的病例，抗生素治疗方案则显得苍白无力。因此非特异性的一些增强免疫的药物和细胞因子以及一些中医中药也应用于衣原体的治疗，更有甚者，某些局部疗法也被一些医院和诊所采用。现就衣原体泌尿生殖道感染的治疗综述如下。

（1）治疗目的和一般原则

1）治疗目的：杀灭沙眼衣原体、消除症状、防止产生并发症、阻断进一步传播。

2）一般原则：早期诊断、早期治疗；及时、足量、规则治疗；根据不同的病情采用相应的治疗方案；性伴应同时进行治疗；治疗后进行随访。

（2）治疗药物

沙眼衣原体是一种专性细胞内寄生的病原体，生活周期复杂，复制相对缓慢，沙眼衣原体这些独特的生物学性质，要求抗生素具有较好的细胞穿透性，可采用延长抗生素疗程或使用半衰期长的抗生素等方法提高疗效。目前，治疗沙眼衣原体的药物以阿奇霉素（Azithromycin）为主，红霉素类（Erythromycin）和四环素类（Tetracyclines）可作为选择用药，某些喹诺酮类（Quinolones）药物也具有较好的抗沙眼衣原体作用。

（3）治疗方案

1）衣原体感染的治疗方案见表17、表18。四环素类药物均有较好的疗效。多西环素与四环素相比，优点在于每日服药次数少，耐受性稍好，半衰期长，即便漏服一次也有效，同等剂量下抗沙眼衣原体的作用更强。米诺环素是第二代半合成的四环素类药物，具有高度的亲脂性和较强的组织穿透性，在泌尿生殖道的浓度高于有效治疗浓度，因而疗效较好。

阿奇霉素的血浆和组织半衰期长，一次标准剂量口服，在组织中能达到较高的治疗浓度，在炎症部位保持不少于5d。其优点是只需单次应用，尤其适用于治疗依从性差的患者。但也有研究显示，阿奇霉素的顿服方案对某些患者疗效欠佳，而3～5d疗程的方案可能更好。但确切的疗效评价及最适宜治疗的方案有待进一步研究。红霉素由于其胃肠道不良反应常常影响患者治疗的依从性，因此其疗效比阿奇霉素或多西环素差。其他大环内酯类药物如罗红霉素、克拉霉素及交沙霉素等也可用于临床治疗，初步临床研究表明这些药物对沙眼衣原体感染具有较好的疗效。红霉素治疗婴儿或儿童沙眼衣原体感染的有效率约80%，可能需要第二个疗程。

新型氟喹诺酮类药物氧氟沙星、左氧氟沙星、司帕沙星、莫西沙星等的疗效与阿奇霉素或多西环素相当。左氧氟沙星为氧氟沙星的左旋体，作用强一倍，而不良反应更少。司帕沙星、莫西沙星的半衰期较长，可每日 1 次给药，故患者依从性相对较好。司帕沙星有光敏现象，给药时应注意。18 岁以下者忌用此类药物。妊娠期忌用四环素类及氟喹诺酮类药物。红霉素治疗半数以上的患者出现严重胃肠道不良反应，而不能完成治疗。阿莫西林的疗效与红霉素相似。阿奇霉素可作为妊娠期沙眼衣原体感染的治疗药物，初步的临床资料显示其是安全、有效的。由于妊娠期所用药物的疗效相对差，故应作判愈试验。

展小飞等收集了 1671 例确诊为泌尿生殖道沙眼衣原体感染并服用莫西沙星（口服 400mg，1 次 /d，连续用 12d）或阿奇霉素（第一天口服 1g，后 0.5g，1 次 /d，连续用 4d）治疗的患者临床资料，对两种药物的治愈率进行统计。结果显示：①两种药物的病原学治愈率分别为 83.61% 和 73.28%，但两种抗生素病原学治愈率均有逐年递减的趋势（$P > 0.05$），这可能与药物的耐药性有关；②临床学治愈率分别是 74.88% 和 88.91%。李淑霞等对 258 例生殖道沙眼衣原体感染患者按就诊号分为 4 个治疗组：莫西沙星组（63 例，400mg，1 次 /d，连续 10d），克拉霉素组（63 例，500mg，1 次 /d，连续 7d），阿奇霉素组（65 例，1g 顿服，3d 后重复 1 次），米诺环素组（67 例，100mg，2 次 /d，连续 10d），分别于治疗结束后的第 21 天和第 60 天行宫颈拭子沙眼衣原体检测。结果：四组微生物学转阴率分别为 88.89%、71.43%、75.38% 和 86.57%；莫西沙星组与克拉霉素组和阿奇霉素组在转阴率上差异有统计学意义（$P < 0.05$）。第 60 天检测复发率分别为 3.7%、8.9%、4.1% 和 3.5%，各组间差异无统计学意义。认为四种抗生素对沙眼衣原体感染均有效，莫西沙星和米诺环素治疗沙眼衣原体生殖道感染疗效较好。

美国最新版和中国最新版的诊疗指南分别在 2015 年和 2014 年（表 17，表 18）

表 17　2015 年美国疾病预防控制中心性病治疗指南更新版

青少年和成人沙眼衣原体感染	
推荐方案	阿奇霉素 1g，单次顿服；或多西环素 100mg，2 次 /d，共 7d
选择方案	多西环素缓释片 200mg，1 次 /d，共 7d
替代方案	红霉素碱 500mg，4 次 /d，共 7d；或琥乙红霉素 800mg，4 次 /d，共 7d；或氧氟沙星 300mg，2 次 /d，共 7 d；或左氧氟沙星 500mg，口服，1 次 /d，共 7d；患者在标准方案治疗后 3 个月内复查
妊娠期沙眼衣原体感染	
推荐方案	红霉素碱 50mg/（kg·d），分 4 次口服，共 14d，或琥乙红霉素 50mg/（kg·d），分 4 次口服，共 14d
替代方案	阿莫西林 500mg，3 次 /d，共 7d；或红霉素碱 500mg，4 次 /d，共 7d；或红霉素碱 250mg，4 次 /d，共 14d；或琥乙红霉素 800g，4 次 /d，共 7d；或琥乙红霉素 400mg，4 次 /d，共 14d；标准方案治疗完成 3 ～ 4 周后复查评价疗效，所有确诊衣原体感染的孕妇需 3 个月后复查；HIV 阳性患者治疗方案与 HIV 阴性患者相同

续表

儿童沙眼衣原体感染	
推荐方案	体重<45kg者：红霉素碱或琥乙红霉素，50mg/(kg·d)，分4次口服，共14d；体重≥45kg者：①年龄<8岁，阿奇霉素1g，单次顿服；②年龄≥8岁，阿奇霉素1g，单次顿服，或多西环素100mg，2次/d，共7d 必须在标准方案治疗2周后通过培养法确定疗效
新生儿沙眼衣原体眼炎	
推荐方案	红霉素碱50mg/（kg·d），分4次口服，共14d，或琥乙红霉素50mg/（kg·d），分4次口服，共14d
替代方案	阿奇霉素混悬液20mg/（kg·d），1次/d，共3d；不主张单独局部采用抗生素治疗衣原体眼炎，应用全身治疗者不需要再局部用药

表18　2014年中国疾病预防控制中心性病控制中心性传播疾病临床诊疗指南

成人沙眼衣原体感染	
推荐方案	阿奇霉素1g，单剂口服，或多西环素100mg，2次/d，共7～10d
替代方案	米诺环素100mg，2次/d，共10d，或四环素500mg，4次/d，共2～3周，或红霉素碱500mg，4次/d，共7d，或罗红霉素150mg，2次/d，共10d，或克拉霉素250mg，2次/d，共10d，或氧氟沙星300mg，2次/d，共7d，或左氧氟沙星500mg，1次/d，共7d，或司帕沙星200mg，1次/d，共10d，或莫西沙星400mg，1次/d，共7d
妊娠期沙眼衣原体感染	
推荐方案	阿奇霉素1g，单剂口服，或阿莫西林0.5g，3次/d，共7d
替代方案	红霉素碱0.5g，4次/d，共7d，或红霉素碱0.25g，4次/d，共14d

续表

新生儿沙眼衣原体眼炎和肺炎	
推荐方案	红霉素干糖浆粉剂，50mg/（kg·d），共 14d。如有效，再延长 1～2 周
儿童沙眼衣原体感染	
推荐方案	体重< 45kg 者：红霉素碱或红霉素干糖浆粉剂 50mg/（kg·d），分 4 次口服，共 14d ＞ 8 岁或体重≥ 45kg 者同成人的阿奇霉素治疗方案 红霉素治疗婴儿或儿童沙眼衣原体感染的有效率约 80%，可能需要第二个疗程

2）衣原体感染并发症治疗的推荐方案。衣原体感染后并发症多见，而且部分患者迁延难愈。目前尚无有关衣原体感染并发症治疗的推荐方案，按上述方案的治疗成功率并不高，有人延长疗程或联合用药治疗并发症，治愈率有所提高。

①前列腺炎。米诺环素 0.1g，2 次 /d，14d 为一疗程；阿奇霉素 1.0g，12h 后 250mg；环丙沙星 500mg，3 次 /d，30d 为一疗程；可加用局部处理。慢性前列腺炎的治疗非常棘手，主要是因为前列腺外膜及腺上皮的屏障作用，许多药物不能在前列腺组织及腺泡内达到有效的治疗浓度，脂溶性差的药物在前列腺内又不易扩散，使药物不能发挥抑菌、杀菌的作用；非病原菌性前列腺炎受内分泌、变态反应的影响，使治疗更难奏效。所以治疗慢性前列腺炎，特别是细菌性前列腺炎应选择敏感、能渗透入前列腺上皮、并在组织中保持一定浓度的抗菌药物。大环内酯类抗生素——阿奇霉素具有较长的半衰期和较高的组织通透性，组织浓

度明显高于血浆浓度，抗菌谱广，间隔 12h 服用 250mg 后前列腺中的峰浓度超过 3mg/ml，半衰期为 2 ～ 3d，成为治疗慢性前列腺炎的有效药物。

②附睾炎。多西环素 0.1g，2 次 /d，共 10d；还可选用喹诺酮类药物及磺胺甲基异噁唑 - 甲氧苄氨嘧啶（Sulfamethoxazole/Trimethoprim，SMZ/TMP）；另外可加用局部处理。

③盆腔炎。因为使用腹腔镜采集标本进行病原体检测不能成为临床常规手段，因此盆腔炎的治疗方案常常是根据经验采用广谱抗生素疗法。推荐疗法：头孢西丁（Cefoxitin）2 g，肌注；或头孢三嗪（Ceftriaxone）250mg，肌注；同时加用多西环素 0.1g，2 次 /d，或四环素 0.5g，4 次 /d，共 14d。替代疗法：氧氟沙星 400mg，口服，2 次 /d，共 14d；或加氯林可霉素 450mg，口服，4 次 /d，共 14d；或灭滴灵（Metronidazole）500mg，口服，2 次 /d，共 14d。除了使用广谱抗生素以外，临床研究表明，与盆腔炎性疾病有关的最常见的病原体为沙眼衣原体，一个疗程的阿奇霉素（第 1 天静脉注射 500mg，随后在第 2 ～ 7 天每天口服 250mg，即总量为 2g）加或不加甲硝唑是对此病的一种有效疗法。

④肛门直肠的 LGV 感染。推荐方案：多西环素 100mg，2 次 /d，口服，共 21d。替代方案：红霉素 500mg，口服，4 次 /d，共 21d；磺胺甲基异噁唑 500mg，口服，4 次 /d，共 21d。肛门直肠的非 LGV 感染除磺胺甲基异噁唑外，治疗时间要长于 LGV 感染，前者只需 10d 疗程。

⑤ Reiter 综合征尿道炎。四环素或红霉素 0.5g，4 次 /d，连续 7 ～ 14d；或多西环素 0.1g，2 次 /d，连续 7 ～ 14d。皮肤黏膜损害：皮肤黏膜损害常具有自限性，可在数月内消退。关节炎：可选用消炎痛（Indomethacin）25 ～ 50mg，3 次 /d；保泰松（Phenylbu-tazone）100mg，3 ～ 4 次 /d；硫唑嘌呤（Azathioprine）1 ～ 2mg/（kg·d），分 3 次服用；氨甲蝶呤（Methotrexate）15 ～ 25mg/ 周；柳氮磺胺吡啶（Salazosulfapyridine，SASP）3g/d，分次服用；还有物理治疗。肌腱炎、肌腱端损：皮质类固醇激素局部封闭。眼损害、葡萄膜炎：皮质类固醇治疗以防严重后遗症。

⑥ 成人结膜炎。应用全身抗生素。通常口服多西环素 100mg，2 次 /d，共 7 ～ 14d；或相当剂量的其他四环素类药；也可以选用红霉素口服，500mg，4 次 /d，共 7 ～ 14d；眼局部用抗生素眼药水及眼膏。有轻度前葡萄膜炎的患者可同时局部应用皮质类固醇激素。近年来非淋菌性尿道炎（NUG）是较常见的性传播疾病，而泌尿生殖道沙眼衣原体感染和解脲脲原体感染是 NUG 的主要病因。余辉等对 87 例宫颈感染衣原体、支原体患者采用阿奇霉素注射液，阿奇霉素 0.5g 与 5% 葡萄糖 250ml 或 0.9% 氯化钠溶液 250ml 混合滴注，1 次 /d，连用 5d，视病情减小剂量至痊愈，并与 50 例口服克拉霉素 0.25g，2 次 /d，连用 10d 的患者进行对照，发现使用阿奇霉素静脉滴注组的总有效率高达 96.55%，而口服克拉霉素组的总有效率为 66.00%。

3）中药的治疗

由于抗生素的衣原体耐药问题日趋严重，应用中药治疗非淋菌性尿道炎已成为一个新的方向。但中药的成分复杂，每味中药含有多种有效成分，其体内的疗效机制比体外的抗菌作用更为复杂，为研究带来困难。此外，目前尚无中药的抗菌敏感性试验的统一标准，不能更客观地判断其杀菌效果。可以把中药作为衣原体治疗的辅助疗法，并在之后的医学研究中对其进行客观充分的评价，是沙眼衣原体治疗的一个新方向。近年来，有学者开始使用中西医结合的方法治疗沙眼衣原体感染及其可能出现的并发症，如慢性前列腺炎、输卵管炎、女性不孕等，取得了不错的效果。总之，中医中药治疗沙眼衣原体感染具有广阔的前景，但仍有许多问题需要解决。

25. 沙眼衣原体泌尿生殖道感染治疗疗效判愈和随访

（1）疗效判愈

衣原体泌尿生殖道感染患者进行规范治疗后，要进行治疗效果的判定，包括临床判定和实验室检查。

1）临床症状消失：男性患者尿痛、尿道不适、尿道内瘙痒等自觉症状消失，检查无尿道分泌物，尿道口无红肿和外翻，以及无前列腺炎、附睾炎的症状、体征；女性患者阴道炎、宫颈炎、盆腔炎等症状消失，分泌物明显减少，颜色转为正常。

2）实验室检查：按照卫生部和美国疾病控制中心的标准，在判愈时，一般可不做实验室检查，以临床症状判断即可。但笔者认为，实验室检查还是应该作为评价是否治愈的一个重要标准，尤其针对一些临床症状并不十分明显或者隐匿感染的患者。一般认为对于确诊患者，不管有或无流行病学表现，当同时符合临床症状消失和以下某一项实验室检查恢复正常，即可判定为治愈；而对无症状感染患者，以下某项实验室检查恢复正常，且无症状，则可判定为治愈。

实验室检查手段多样。包括显微镜检查、涂片碘染色、吉姆萨染色或帕氏染色直接镜检发现沙眼衣原体包涵体，只适用于新生儿眼结膜刮片的检查；培养法：沙眼衣原体细胞培养阳性；抗原检测：酶联免疫吸附试验、直接免疫荧光法或免疫层析试验检测沙眼衣原体抗原阳性；抗体检测：新生儿衣原体肺炎中沙眼衣原体 IgM 抗体滴度升高，有诊断意义；核酸检测：PCR 和 RNA 实时荧光核酸恒温扩增法（SAT）、转录介导核酸恒温扩增法（TMA）等检测沙眼衣原体核酸阳性，PCR 检测应在通过相关机构认证的实验室展开。笔者认为，治疗结束时的病原体检测不能判定是否治愈，应进行一段时间的多次随访检查。

3）判愈时间安排：CDC 建议：抗原检测试验为疗程结束后第 2 周；核酸扩增试验为疗程结束后第 4 周。对于女性患者，建议在治疗后 3 ～ 4 个月再次进行沙眼衣原体检测，以发现可能的再感染，防止盆腔炎和其他并发症的发生。

（2）随访

2015 年 CDC 规定：以阿奇霉素或多西环素治疗的患者，在完成治疗后一般无须进行微生物学随访。有下列情况时考虑做微生物学随访：①症状持续存在；②怀疑再感染；③怀疑未依从治疗；④无症状感染；⑤红霉素治疗后。

26. 沙眼衣原体泌尿生殖道感染治疗所遇难题

经不起严格的随访。如果用笔者倡议和一直使用的停药后 1 个月开始随访和病原体检验，连续 3 个月均阴性才算治愈的方案，约有 30% 以上是治疗失败的。

可能的机制：

（1）耐药

近年来，沙眼衣原体耐药菌株不断出现，许多能杀灭衣原体的传统抗生素包括大环内酯类、喹诺酮类、四环素类、利福平类等以往规范用药后治愈率很高，近年来治疗失败的病例愈来愈多，而且沙眼衣原体经适当的抗生素治疗后易复发，并呈现衣原体持续感染状态。因此，部分学者将目光转到研究沙眼衣原体耐药机制上面。

四环素类一般被认为是治疗沙眼衣原体感染的首选药物。早在 2001 年，Samra 等就在体外测定 50 例患者泌尿生殖道分离的沙眼衣原体药物敏感性时发现，有 44% 的菌株在四环素 0.5μg 时就被抑制，表明其对四环素的抵抗已相当严重。Dugan 等在

2007 年发现 Iscs605 的易位酶将四环素耐药基因整合到 suis 衣原体的染色体中，对四环素的耐药机制作了进一步的阐述。喹诺酮类耐药的产生与 *gyrA* 和 *parC* 的喹诺酮耐药决定区（QRDR）的点突变有关。最常见突变位于丝氨酸 83，少数发生在天冬氨酸 87。Misiurina 等对 3 例氟喹诺酮的耐药株 *gyrA*、*parC* 和蛋白编码基因 *ygeD* 的 3′ 端进行基因测序，发现 *ygeD* 的 3′ 端基因发生沉默突变和氨基酸替换，提示与耐药有关。

不同微生物对大环内酯类耐药的主要机制是核糖体蛋白 L4、L22 发生基因突变，以及 23SrRNA 的转肽酶编码基因突变。造成沙眼衣原体感染迁延不愈的另一个主要原因是机体不能对沙眼衣原体进行强有力的免疫清除。一方面是沙眼衣原体的抗原性不强；另一方面是由于它寄生于细胞内，可逃避宿主的免疫防御作用，得到间歇性的保护。沙眼衣原体感染人体后获得的特异性免疫通常不强，且为时短暂，不能阻止再感染。甚至有实验显示，患者分泌物中的沙眼衣原体抗体 IgG 不仅没有保护和防御作用，而且有可能增强沙眼衣原体对人的感染性。

（2）持续感染

1）沙眼衣原体持续感染的临床研究

在确定沙眼衣原体成为性传播疾病病原体的 20 世纪 70 年代以前，成年男性的前列腺炎和成年女性的盆腔炎常占人群的一半以上。当 1975 年世界卫生组织重新定义性传播疾病，沙眼衣原体进入性病视野后，医生们才发现这些人们习以为常的慢性病原来多是由沙眼衣原体引起。积极的抗衣原体治疗，可以明显地改善腰酸背痛的症状，甚至有医生用长达 3 个月的四环素，使长期不孕的妇女成功怀孕的案例。美国 CDC 和世界卫生组织总结了大量的临床和实验的资料，确定了这些慢性泌尿生殖系统疾病与沙眼衣原体的密切关系，并且确定了沙眼衣原体泌尿生殖道感染可以像沙眼一样，急性感染过去后，成为慢性持续感染性疾病，引起很多严重的后果，而相当一部分患者一开始就没有急性过程，就是隐匿、迁延、慢性持续感染。

而衣原体的治疗失败导致持续感染是在争议中逐渐承认的。过去一直认为造成衣原体感染迁延持续的主要原因是其发病过程隐匿，不易被发现所致。一旦确诊，其对抗生素治疗的反应良好，即可及时清除。就连教科书也把衣原体定义为：能通过滤器、对某些抗生素敏感的细胞内寄生的原核微生物。认为四环素的治疗失败率仅为 2%～5%，且把失败的原因归结为：①影响四环素的肠道吸收，如同服乳制品或钙剂；②未治疗性伴；③患者不合作。然而在实际的临床治疗中，衣原体的清除率并不令人满意。我国很多临床医生都能感觉到，即使进行了规范治疗，仍有患者在随后的 3 个月检测中发现衣原体存在，不论是否有症状。随着时间的推移，患者继而出现了上生殖道慢性感染征象，而没有其他病原菌感染的依据。推测这种患者不仅治疗失败，而且发生了持续感染或治疗抵抗。

衣原体迁延难治临床现象目前在国际上也已逐渐得到承认。

KA. 等对 NGU 男性患者进行的 3 个月常规随诊发现，经过治疗后的复发率在 15% 以上。Hillis 等在 221 例随诊一年的患者中发现有 45 例（20%）复发，女性患者 3 年随诊的复发率是 38%。随后一些作者从临床治疗失败的病例中分离出了耐药株。

近几年关于 C.t 耐药的研究也逐渐增多，人们从基因角度深入研究了 C.t 抗药的机制。Whittington 等一项前瞻性研究表明抗生素治疗 C.t 有可能失败，他们给予 792 例 C.t 生殖道感染的患者 42d 的多西环素或阿奇霉素长疗程治疗后，仍有 50 例患者未愈。多变量分析表明感染的持续存在明显与患者年龄、治疗期间性交活动有关，但其中只有 7.3% 患者在治疗期间有性生活。因此，抗生素治疗失败不能单纯的认为是再感染所致。通常，治疗失败也和患者依从性低、药物生物利用度低或组织中药物浓度低等因素有关。然而，阿奇霉素一次顿服也出现治疗失败，因此依从性低不是这些患者治疗失败的原因。

一般来说，C.t 感染的治疗需要选用能穿透脂膜，到达有代谢活性的网状体的抗生素。大部分 C.t 对抗生素治疗敏感，可选用四环素类、喹诺酮类、大环内酯类抗生素来治疗 C.t 感染。β-内酰胺类抗生素只有阿莫西林用于治疗孕妇的衣原体感染。规则用药后生物学治愈率达到 90%～100%，最低抑菌浓度（MIC）和最小杀菌浓度（MBC）仅说明药物有抗微生物活性，不能肯定是否能清除体内的病原体。因此，仍有许多患者感染复发或加重。实际上，给予 L2 型 C.t 感染的 CF1 小鼠脂质包被的多西环素治疗的效果最佳。脂质可以协助抗生素直接到达感染部位，避免了药物与蛋白作用发生药物丢失，这样在感染部位的药物浓度充足。因此，治疗失败与患者依从性低和药物生物利用度低无关。

研究表明衣原体耐药与治疗失败有关。一项病例报告称，1例孕妇和一对夫妻分别感染了 E 型、F 型 C.t，其多西环素、氧氟沙星、阿奇霉素的最低抑菌浓度均明显高于对照组。例如，多西环素最低抑菌浓度 ≥ 4μg/ml，对照组仅 0.015μg/ml。因此，作者认为不同的 C.t 其耐药性不同，感染人群的衣原体既有敏感株也有耐药株。Reveneau 等比较阿奇霉素与多西环素对衣原体的急性感染和 IFN-γ 诱发人类上皮细胞持续感染 MBC 时，发现多西环素对急性感染的效果好，而阿奇霉素对持续感染的效果好（MBC2.5 ～ 5.0μg/ml）。而且，阿奇霉素的杀菌活性与药物的细胞摄入量有关。阿奇霉素药敏试验显示对 C.t 敏感，但不能将其从宿主细胞中清除，反而诱发持续感染，阿奇霉素最终能抑制 rRNA 合成，但仍能检测到 C.t 的脂多糖和 rRNA。单独应用利福平治疗 20d 也引起耐药。两种药物联合药敏无耐药，且抑制 rRNA 的合成较早。

耐药的机制还不明，但可能引起衣原体寄生在细胞内，代谢活性降低，对多种抗生素不敏感，这种病原体与宿主长期共存的状态称之为持续感染。但是，有学者研究肺炎衣原体时发现持续感染似乎并不是耐药引起的，衣原体的变异体可能是衣原体持续感染和治疗抵抗的一个重要的机制。

2）相关的持续感染的基础研究（见第三章）

目前，国内外尚没有衣原体治疗抵抗和持续感染的治疗指南。美国 2015 年 CDC STD 诊疗指南对持续或反复感染，更多认为是再次感染、细菌感染、生殖支原体感染或厌氧菌感染，推荐使用重复治疗、阿奇霉素或莫西沙星治疗和甲硝唑治疗。对确定为衣原体没有根除的治疗抵抗的持续感染上没有明确的治疗方案。对反复或持续应用抗生素对有症状的宫颈炎患者进行治疗的疗效仍未可知。

一些尝试性的探索治疗，例如联合（两种以上）、长疗程（3～6 个月）抗生素治疗；使用 D-L 丙交酯 - 乙交酯聚合物制成的微粒子包裹抗生素（利福平和 / 或阿奇霉素），将药物送入衣原体变异体内；使用中性第四代聚酰胺聚合物与阿奇霉素结合，将药物送入感染细胞内和衣原体变异体内等方法，目前这些方法都还不成熟。一些正在进行的研究试图通过改进衣原体药敏试验（使药敏结果能够切实指导临床用药）、发现新的抗衣原体药物（如丝氨酸蛋白酶抑制剂 JO146）、研究衣原体治疗型疫苗和衣原体噬菌体达到解决衣原体持续感染的难题。

需要指出的是，上述诊疗方法尚缺乏大规模的人群循证医学证据，尚缺乏目前常用的抗衣原体药物在我国人群的代谢特点、生物利用度特点以及大规模人群治疗效果的多中心评价研究。只有具有了这些资料，才能够制定出符合我国人群特点的治疗指南。

参考文献

1. 展小飞，王树椿，陈昭，等．莫西沙星与阿奇霉素治疗泌尿生殖道沙眼衣原体感染疗效比较．天津医科大学学报，2012，18（2）：242-244.

2. 樊尚荣，周小芳．2015年美国疾病控制中心性传播疾病的诊断和治疗指南（续）——沙眼衣原体感染的诊断和治疗指南．中国全科医学，2015，18（26）：3132-3133.

3. 王千秋，刘全忠．梅毒、淋病、生殖器疱疹、生殖器沙眼衣原体感染诊疗指南（2014）．中华皮肤科杂志，2014，47（5）：365-372.

4. 中国疾病预防控制中心性病控制中心，中华医学会皮肤性病学分会性病学组，中国医师协会皮肤科医师分会性病亚专业委员会．梅毒、淋病、生殖器疱疹、生殖道沙眼衣原体感染诊疗指南（2014）．中华皮肤科杂志，2014，47（5）：365-372.

5. 刘全忠．衣原体与衣原体疾病．天津：天津科学技术出版社，2004.

6. Vanover J，Kintner J，Whittimore J，et al．Interaction of herpes simplex virus type 2（HSV-2）glycoprotein D with the host cell surface is sufficient to induce Chlamydia trachomatis persistence．Microbiology，2010，156（5）：1294-1302.

7. 马璟玥，刘全忠，刘原君，等．沙眼衣原体噬菌体衣壳蛋白 Vp1 血清抗体的检测．中华皮肤科杂志，2009，42（5）：360-362.

8. 薛耀华，白顺，郑磊，等．IFN-γ体外诱导沙眼衣原体持续性感染细胞模型的建立．皮肤性病诊疗学杂志，2015，（1）：10-13，17.

9. Pitt RA，Alexander S，Horner PJ，et al．Presentation of clinically suspected persistent chlamydial infection：a case series．Int J STD AIDS，2013，24（6）：469-475.

疫苗研制一直在路上，人类沙眼衣原体免疫及免疫病理，希望与失望并存

        沙眼衣原体作为一个全世界的公共卫生问题，针对性的疫苗研究已经进行了半个世纪。从最初的整体衣原体灭活疫苗，到亚单位疫苗，到多肽疫苗，从重组的 DNA 疫苗到重组的蛋白疫苗，科学家们进行了艰苦的研究和尝试，尽管取得了一定成绩，但是至今仍没有适合的沙眼衣原体疫苗问世。

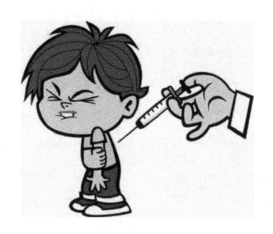

27. 衣原体疫苗研究与进展

泌尿生殖道 C.t 感染是世界性的公共卫生问题，其发病率之高和社会负担之重已引起全世界的关注。大约 50% 的感染男性和 70% 的感染女性是没有症状的。控制 C.t 疾病最好的方法是有效的疫苗，而疫苗的效果受诸多因素影响，如采用什么样的疫苗接种策略，是否能够诱导适当的保护性免疫反应，疫苗抗原的选择，是否可以有效地预防不同型别 C.t 的感染，以及适宜的疫苗接种时机等。明确 C.t 的保护性抗原成分和选择有效佐剂以及适当的免疫策略是非常重要的。对于 C.t 的保护性免疫和病理的免疫生物学基础的透彻理解是进一步研究 C.t 疫苗的关键。C.t 的疫苗研制应该遵循以下原则：①能够刺激机体产生全身的和局部黏膜的免疫反应，且保持一定的持续时间；②不会引起免疫病理反应。C.t 的疫苗种类有很多，包括灭活 / 减毒菌体疫苗、亚单位疫苗、重组疫苗、基因疫苗、树突状细胞疫苗、细菌鬼影疫苗等。

（1）菌体疫苗

早期对 C.t 疫苗的尝试是完整灭活菌体细胞，但这种疫苗只产生部分而短效的保护，而且由于灭活疫苗本身易致敏，且带有产生免疫病理反应的抗原成分，往往会产生一定的负面作用，而且可能增强再感染时的致病性。此外，纯化的灭活 C.t 制备比较困难，有恢复致病活性的风险，目前基本已没有进一步研究的价值。

（2）亚单位疫苗

亚单位疫苗使用的是能够诱发宿主免疫反应的纯化，亚单位疫苗优于菌体疫苗，可以避开导致免疫病理的抗原，且没有致敏的可能。迄今为止，研究最多的 C.t 亚单位疫苗候选抗原是主要外膜蛋白（major outer membrane protein，MOMP）。MOMP 分子量 40kDa，是 C.t 外膜复合物的主要成分，占外膜总蛋白的 60% 以上。MOMP 是衣原体种特异性抗原，包括 4 个可变区和 5 个恒定区，具有复杂的抗原系统，包括型、亚种、种，可能还有属特异性抗原决定簇。MOMP 结构中富含半胱氨酸，可维系外膜结构的稳定，也参与 C.t 的营养与代谢，具有保护作用；MOMP 在 C.t 感染过程中有非常重要的作用，如 C.t 黏附宿主细胞、进入宿主细胞、阻止溶酶体与包涵体融合等。MOMP 是 C.t 表面的主要易变蛋白，其编码基因命名为 *omp1* 或 *ompA*，对该基因的 DNA 序列进行比较研究显示，其核苷酸的替换是发生在全部的阅读框架，但两侧的调控序列是高度保守的，变异导致静止密码子的改变集中在 5 个易变区，并且变异导致非同名的密码子局限在 4 个易变区。以整个原体免疫，对 MOMP 所产生的抗体反应特异性直接取决于易变区。MOMP 可以被特异性抗体所识别，是 C.t 血清学分型的基础。由于 MOMP 是保护性抗体的关键结合位点，它的空间构象决定了与抗体结合的特异性，另外 MOMP 上也有 CD4+T 细胞、CD8+T 细胞和 B 细胞的结合位点，因而成为 C.t 亚单位疫苗研究最多的抗原。但是 MOMP 可变区有高度的免疫变异，容易出现免疫逃避。Pal 等应用 C.t 鼠肺炎株的天然 MOMP 联合 206 油 CpG 佐剂或者明矾 CpG 佐剂免疫 C3H/HeN 小鼠后对上生殖道感染起到了保护作用。Igietseme 等用 MOMP 联合免疫刺激复合物（主要由胆固醇、磷脂和皂角苷组成）免疫小鼠后产生了 Th1 抗原特异性反应，且阴道衣原体感染在 1 周内清除。Pal 试验了一个 C.t 的联合疫苗，是一种外膜复合物，包括 MOMP，60 000M1 富含半胱氨酸的蛋白和 LPS。在外膜蛋白复合物的准备中，膜分子的组成结构被认为保留不变。Pal 比较了该非细胞疫苗和三种净化提取的 MOMP 准备物对抗 MoPn 诱导的不育的保护能力。结果表明外膜蛋白复合物免疫后，鼠的阴道 MoPn 脱落在强度和持续时间上较其他组有非常显著的下降。膜蛋白复合物免疫还能诱导阴道分泌大量 C.t 特异的分泌型 IgA 抗体。

（3）重组疫苗

重组 DNA 技术使得制备大量的 C.t 菌体蛋白成为可能。一些研究以重组 MOMP（recombinant MOMP，rMOMP）作为疫苗进行了尝试，但遗憾的是，制备出大量的带有天然构象表位的 rMOMP 是非常困难的，而保持天然构象对于 rMOMP 的抗原性又是非常重要的。全长的 rMOMP 在一些表达系统中还具有毒性。除了 rMOMP，还有对其他重组抗原蛋白作为疫苗的探索。Murphy 等应用 rCPAF 和 IL-12 鼻内免疫小鼠后，小鼠体内的 IFN-γ 水平升高，抗原特异性 IgG2a 和 IgA 升高，IL-4 降低，对小鼠生殖道再感染起到了保护作用，可以预防不孕的发生。Olsen 等应用 rCT443 和 rCT521 组成亚单位疫苗，以 CAF01 为佐剂（该佐剂主要诱导 Th1 反应）免疫小鼠刺激机体产生了高水平的 TNF-α、IL-2、IFN-γ 和特异性的 IgG2a 及 IgG1 抗体，对再感染产生了保护作用，但是诱导的 CD4$^+$ 非依赖性免疫反应偏弱。Tifrea 证实用 rMOMP 配合 CpG1826 和 Montanide ISA 720 VG 佐剂肌肉和皮下途径免疫小鼠产生的免疫效应并非型特异性的，对同种异型的 C.t 同样有一定的保护作用。盛彩虹等人研究了 E 型沙眼衣原体重组主要外膜蛋白多肽疫苗免疫效应的研究与 DNA 疫苗的比照（表 19，图 33 ～图 35）。

表 19 小鼠 C. t E 型特异性 IgG、sIgA 抗体检测（$\bar{x}\pm s$）

小鼠分组	血清 IgG	阴道 sIgA
蛋白佐剂组	0.641±0.059[cccbb]	0.245±0.067[aab]
DNA 蛋白联合组	0.522±0.084[cccbb]	0.232±0.063[aab]
蛋白肌注组	0.424±0.075[ab]	0.215±0.058[a]
蛋白阴道组	0.214±0.029	0.155±0.045
DNA 肌注组	0.332±0.033[a]	0.196±0.030[a]
DNA 阴道组	0.198±0.054	0.152±0.035
EB 肌注组	0.695±0.042[cccbb]	0.258±0.039[aab]
PBS 肌注组	0.183±0.032	0.151±0.019
PBS 阴道组	0.181±0.028	0.149±0.028

注：与 PBS 肌注组或 PBS 阴道组比较，[ccc]$P<0.001$，[a]$P<0.05$，[aa]$P<0.01$；与 DNA 肌注组比较，[bb]$P<0.01$, [b]$P<0.05$。

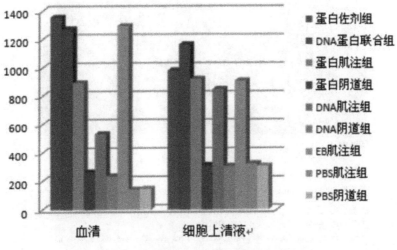

图33　细胞因子 IFN-γ 检测（彩图见彩插26）

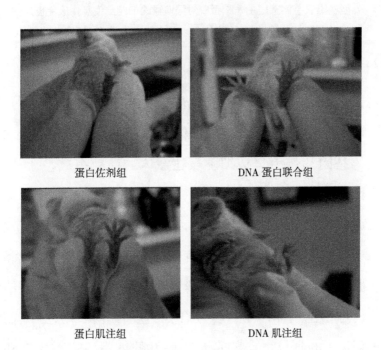

蛋白佐剂组　　　　　　　　　DNA 蛋白联合组

蛋白肌注组　　　　　　　　　DNA 肌注组

图34　小鼠迟发型超敏反应（彩图见彩插27）

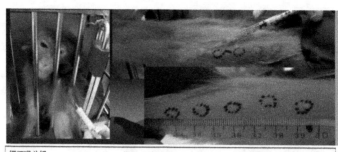

恒河猴分组	IgG		sIgA	
	攻击前	攻击后	攻击前	攻击后
佐剂组	0.841±0.315	0.793±0.156	0.095±0.087	0.131±0.022
佐剂蛋白组	1.718±0.213 ***	2.135±0.417 ***▲	0.292±0.036 ***	0.324±0.053 ***
对照组	0.791±0.437	0.851±0.309	0.144±0.058	0.110±0.072

与对照组：*P<0.05，与佐剂组：**P<0.05，与攻击前：▲P<0.05

Compared with the negative group: *P<0.05, compared with FCA group: **P<0.05, before the attack: ▲P<0.05

图 35　E 型沙眼衣原体重组主外膜蛋白对恒河猴的细胞免疫及体液免疫原性研究
（彩图见彩插 28）

（4）基因疫苗

基因疫苗是将编码 C.t 某种抗原蛋白（主要是 MOMP）或其一段肽链的基因克隆到质粒上后作为疫苗。基因疫苗是由 C.t 抗原的编码基因和作为真核细胞表达载体的质粒组成，C.t 抗原的编码基因可以是完整的一组基因或单个基因的 DNA，也可以是编码抗原决定簇的一段核酸序列，其表达产物是 C.t 的有效抗原成分，可以引发保护性免疫。它刺激宿主免疫系统的方式和自然感染病原体的方式更相近，也更容易将抗原相关表位呈递给免疫系统，诱导宿主机体产生特异性细胞免疫和体液免疫，从而使宿主获得对 C.t 的抵抗力，特别是其诱发的细胞免疫对控制和清除 C.t 这样的胞内寄生微生物的感染起着举足轻重的作用。这种疫苗虽然还处于研究之中，但显示出它是一种非常有潜力的疫苗。到目前为止，C.t 基因疫苗的研究已有 20 年的时间，大多是选择 C.t 种中的鼠肺炎株（MoPn）去感染小鼠呼吸道构建动物模型。构建基因疫苗所选择的目的基因大多是 MOMP 的编码基因（即 omp1 基因）。例如，齐蔓莉等人对 omp1 基因的原核和真核表达免疫原的构建（表 20～表 22）。

基因疫苗可以通过多种途径及方式接种到机体内，肌肉、皮下、皮内、静脉、腹腔、黏膜都可以是接种部位，合适的接种途径和方式有利于提高蛋白表达水平和减少个体差异对免疫应答效果的影响。目前大部分研究者认为包括骨骼肌和心肌在内的横纹肌系统是最有效的摄取外源基因表达蛋白抗原的组织。肌肉注射具有安全、免疫接种容量大的优点，因此多被用来进行基因疫苗的注射。

表 20　同型攻击后小鼠 C.tE 型特异性 IgG、sIgA 抗体检测（OD450 值）（$\bar{x}\pm s$）

小鼠编号	血清 IgG	阴道 sIgA
空质粒组	0.141 ± 0.017^{bbb}	0.197 ± 0.013^{bbb}
DNA 疫苗组	0.272 ± 0.030^{aaa}	0.248 ± 0.032^{bbb}
灭活原体组	1.508 ± 0.214^{aaa}	0.305 ± 0.015^{aaabbb}

攻击后小鼠 C.t E 型特异性IgG、sIgA抗体检测

注：与空质粒组比较，$^{aaa}P < 0.001$；与 DNA 疫苗组比较，$^{bbb}P < 0.001$.

表 21　C.t 攻击后 IFN-γ 检测（pg/ml）（$\bar{x} \pm s$）

小鼠编号	血清 IFN-γ
空质粒组	680.0 ± 346.0^{b}
DNA 疫苗组	1066.7 ± 263.0^{a}
灭活原体组	1470.0 ± 396.0^{aaab}

攻击后 IFN-γ 检测

注：与空质粒组比较，$^{aaa}P < 0.001$；与 DNA 疫苗组比较，$^{bbb}P < 0.001$。

表 22　小鼠后足垫增厚厚度（mm）（$\bar{x} \pm s$）（彩图见彩插 11）

小鼠组别	左足垫（实验足）	右足垫（对照足）
空质粒组	$0.28 \pm 0.07^{bccc**}$	0.12 ± 0.06
DNA 疫苗组	$0.39 \pm 0.07^{ac***}$	0.10 ± 0.08
mIL-2 加强组	$0.50 \pm 0.10^{aaab***}$	0.08 ± 0.06
灭活原体组	$0.41 \pm 0.08^{ac***}$	0.11 ± 0.06

与空质粒组比较，$^{a}P<0.05$，$^{aaa}P<0.001$；与 DNA 疫苗组比较，$^{b}P<0.05$；与 mIL-2 加强组比较，$^{c}P<0.05$，$^{ccc}P<0.001$。与组内对照足比较，$^{**}P<0.01$，$^{***}P<0.001$。

　　Ou 等用猪模型证实以 MOMP DNA 疫苗免疫可以诱发很好的抗原特异性 IgG 抗体和明显的 T 细胞增殖反应。Schautteet 等从小鼠阴道内接种编码 MOMP、粒细胞集落刺激因子（GM CSF）、大肠杆菌肠毒素亚单位 A 和 B 这 4 种成分的 DNA 疫苗后，小鼠产生了显著的对再感染的保护作用。需要说明的是，DNA 疫苗也有一定的缺陷，如有产生 DNA 自身抗体的风险、与宿主 DNA 融合诱发肿瘤的风险，影响 DNA 表达的因素过多、外源抗原不可控表达的不良后果等，也是需要慎重考虑的。

（5）树突状细胞疫苗

树突状细胞（dendritic cell，DC）是目前发现的机体内最强的 APC。DC 一般通过巨胞饮、受体介导的内吞及吞噬三种方式摄取外来抗原，即使在抗原浓度极低时 DC 也能发挥有效的抗原递呈作用。当 DC 捕获抗原后获得促使其成熟的信号，同时捕获抗原的能力迅速下降，已捕获的抗原经加工处理后与 DC 胞质内部的 MHCII 类分子结合。随着 DC 成熟，表面的 MHCII 肽复合体逐渐增多，此时 DC 表面的协同刺激因子如 CD80、CD86 和 CD40 等呈高表达，DC 满足了 T 细胞活化所需的双信号刺激，能有效地将抗原递呈给初始型 T 细胞并使之活化。DC 不仅提供驱动 T 细胞克隆扩增的一系列信号，还能够提供 Th0 细胞向 Th1 或 Th2 分化的选择性信号。生殖道 C.t 感染后，DC 可以有效地捕捉 C.t 抗原，并将 C.t 抗原递呈给 CD4$^+$ 和 CD8$^+$T 细胞，诱导 Th1 型免疫应答。LPS 也是 DC 的炎性刺激信号。DC 对 C.t 具有极强的抗原递呈功能，DC 疫苗能有效解决 C.t 逃避与宿主细胞溶酶体融合、宿主细胞对 C.t 抗原递呈较弱等问题。利用鼠生殖道 MoPn 感染的模型，Su 试验了用死 C.t 体外刺激的骨髓衍生的 DC 诱导保护对抗感染的有效性。结果显示这一免疫方法能够诱导出很好的保护作用，与用活的 C.t 免疫观察到的结果相当。Lu 等用失活的 C.t 活化小鼠骨髓来源的 DC 在小鼠肺炎模型中也观察到了很好的抗 C.t 保护反应。

（6）细菌鬼影疫苗

细胞鬼影（bactarial ghosts，BGs）是用细菌的空外壳中央置入肽链、药物或DNA成分构成的。Eko等将C.t孔道蛋白B（PorB）和多形膜蛋白D（PmpD）置入细菌鬼影，鼻内接种小鼠使小鼠产生了高水平的IgG2a抗体、黏膜局部sIgA抗体、IFN-γ（Th1）和低水平的IL-5（Th2）反应。

（7）通过消化道种植疫苗，有实验显示衣原体胃肠道的长期定植。

28. 沙眼衣原体泌尿生殖道感染免疫病理

最早使用的全细胞衣原体灭活疫苗免疫人体后，特别在沙眼流行区，当接种者再感染时，相当数量患者的病情似更严重。人们担心衣原体是既具有免疫原性（免疫保护性）又具有免疫病理性的抗原。

（1）NK细胞

C.t是一种严格的细胞内寄生微生物，多形核细胞与NK细胞在C.t感染直接免疫反应中首先产生作用。其中C.t常难以抵抗多形核细胞的攻击，这很可能是抗体增强了吞噬细胞在清除C.t感染和防止C.t再感染中的作用。C.t被多形核细胞吞噬后在1h内即失去感染活性，当在中性粒细胞中发现C.t原体时，中性粒细胞的溶酶体已开始裂解，这种中性粒细胞杀灭C.t的机制可能涉及氧依赖机制。但是有实验证明由于多形核细胞较其他白细胞的寿命更短，其在免疫过程中并非居于重要地位。而 NK 细胞对早期感染尤其细胞内寄生菌清除发挥较大作用。有实验表明产生 IFN-γ 对感染后 12～24h 有明显的保护作用，NK 细胞反应还可以诱发细胞免疫反应，有利于对病原体的进一步清除。

NK T 细胞是一种独特的有免疫调节功能的 T 细胞群，表达典型 NK 细胞标记和 T 细胞受体并不通过经典主要组织相容性复合体，而通过抗原递呈细胞 CD1d 分子受体识别糖类和脂类。有实验证明 NK T 细胞缺陷的小鼠和 CD1d 阻断小鼠表现出下降的 NK 细胞 CD69 的表达、细胞膨胀和 IFN-γ 产生；同时显示增加的细胞杀伤活性成熟的 NK 细胞亚群，提示 NK T 细胞对衣原体杀伤活性有抑制作用。

（2）T 细胞免疫

研究表明 T 细胞介导的免疫反应在阻止衣原体感染和清除原发感染方面发挥重要作用，T 细胞缺乏的鼠不能产生足够的抗 C.t 抗体。在体外实验中，淋巴细胞被动转移，迟发型超敏反应也依赖于 T 细胞，同时 T 细胞介导的炎症反应也可以引起宿主的免疫损伤。

Ⅰ型细胞因子（Th1）主要介导细胞免疫，如促进细胞毒性 T 细胞的杀伤作用，激活巨噬细胞杀灭细胞内病原体。Ⅱ型细胞因子（Th2）主要功能是促进细胞发育和介导体液免疫应答。一般认为，Th1 免疫应答能增强宿主对抗病毒和细胞内病原体的感染；而 Th2 应答则与感染的进展、持续性和慢性化有关，对微生物感染有负调节作用。目前研究表明，宿主抗 C.t 感染（清除初次感染和预防再感染）以 Th1 细胞及其细胞因子（如 IL-2、IFN-γ、IL-12）介导的反应和黏膜分泌的免疫球蛋白抗体为主，而 Th2 细胞及相关细胞因子（如 IL-5、IL-6、IL-10）主要参与炎症反应。CD8$^+$ T 细胞的重要性表现在对 C.t 原发感染的清除和对再感染的保护。Penttila 等研究发现，对于初次感染，没有 CD8$^+$ T 细胞会使先天免疫受损，而对于再次感染，去除 CD8$^+$ T 细胞会使免疫记忆消失，说明 C.t 诱导的保护性免疫是 CD8$^+$ T 细胞依赖的。细胞毒 CD8$^+$ T 细胞能溶解感染 C.t 的细胞。

IFN 是抗 C.t 感染的一个重要细胞因子，研究显示 IFN 在解决局部感染和对抗刺激（以流产和不孕率计算）中并没有太大作用，但它在防止 C.t 从黏膜层扩散过程中起作用。用基因敲除小鼠研究发现，IFN 受体基因敲除小鼠发生了严重的 C.t 生殖道感染扩散，并对再次感染失去免疫力。IFN 基因敲除小鼠不能有效清除炎症部位的 C.t 感染细胞。IFN 抑制 C.t 活性的机制表现在多方面：它能够促进分泌吲哚胺 - 2，3 - 氧化酶，催化色氨酸分解，使 C.t 生长受限，失去感染力；IFN 还能诱导巨噬细胞分泌诱导型一氧化氮合成酶，水解 L - 精氨酸产生一氧化氮，从而抑制 C.t 生长；IFN-γ 能直接上调单核巨噬细胞系统功能，上调抗原递呈细胞（antigen presenting cell，APC）表面 MHC 分子表达水平，直接导致将 C.t 抗原递呈给 CD4$^+$ 和 CD8$^+$ T 细胞功能的加强。IFN-γ 能下调转铁蛋白受体分子在宿主细胞表面的表达，导致宿主细胞内铁水平的下降，这同样影响 C.t 的生长。C.t 热休克蛋白（heat shock protein，HSP）60 刺激后外周血单核细胞产生 IFN 的水平与机体抗 C.t 感染能力呈正相关；研究表明衣原体感染后可引起巨噬细胞迁移，吞噬 C.t 以及产生相关炎症因子。IFN-γ 能够提高巨噬细胞吞噬能力，可促进吞噬和消除 C.t。同时，实验证明 IFN-γ 和 IL17A 协同通过诱导细胞内产生一氧化氮合酶和一氧化氮，从而抑制衣原体复制。

动物试验研究显示，使用抗 IL-12 抗体后，小鼠清除 C.t 感染的时间明显延长，而且当 IL-12 缺乏时小鼠不能清除 C.t 感染。树突状细胞（dendritic cell，DC）是机体内最强的 APC，IL-12 是 APC 的关键产物，IL-12 的量决定诱导 Th0 的分化方向，大剂量 IL-12 诱导产生 Th12，小剂量 IL-12 诱导产生 Th2。提示 IL-12 有可能是仅次于 IFN-γ 的另一种抗感染细胞因子。

（3）HPS60

大量研究发现，C.t HSP60 参与了 C.t 慢性感染免疫病理过程。由于 C.t HSP60 和人类 HSP60 有 48% 的同源性，因此它既可以作为抗原引起机体的抗感染免疫，又模拟机体自身的 HSP60 刺激宿主机体产生自身抗体，这些抗体可识别带有 HSP 的靶细胞和组织，引起炎症损害，导致自身免疫性疾病。C.t HSP60 可以诱发迟发超敏反应（delayed type hypersensitivity，DTH），是引起 C.t 免疫反应和损伤的关键抗原。C.t HSP60 抗体滴度与 C.t 相关盆腔炎的严重程度明显相关；不孕症妇女的血清抗 C.t HSP60

反应明显高于对照组。C.t HSP60 是 C.t 主要抗原中最强烈的 DTH 刺激原，DTH 是 C.t 疾病的主要损伤机制之一。

（4）Toll 样受体

泌尿生殖道黏膜表面的上皮细胞与大量的菌群接触，这些细胞需要依赖模式识别受体的表达来区分共生菌群和致病菌群，并决定是否引发免疫反应。其中，Toll 样受体（Toll like receptors，TLR）作为重要的模式识别受体发挥着重要作用。TLR 家族成员是抗 C.t 感染时先天免疫和获得免疫之间的重要纽带，起着非常重要的作用。TLR 家族是跨膜蛋白，胞外域包括富含亮氨酸的重复序列，胞质域称作 TIR 域。当 C.t 与受体胞外域结合后，TIR 域募集 TIR 相关转接分子，进一步引发级联反应，最终使 IkBα 磷酸化、泛素化。IkBα 存在于胞质中，是使 NFkB 失活的抑制分子。IkBα 磷酸化和泛素化使 NFkB 进入胞核内，一些参与前炎症反应蛋白的基因开始转录，如 IL-1 和 IL-8 等。体外试验研究显示，C.t 脂多糖（lipopolysaccharide，LPS）和 HSP60 两种成分在体内由 TLR2 识别后引发炎症反应，并最终导致组织损坏和输卵管病理变化。Erridge 等研究发现，C.t 的 LPS 经 TLR2 信号传导后毒力减弱。

（5）衣原体的免疫逃避机制

C.t 在引发机体免疫反应后仍能生存，其应对宿主的免疫逃避机制有多种：①通过表面抗原多样性逃避抗体捕获，包括 MOMP 和膜蛋白的多态性。C.t MOMP 表位决定了保护性抗体的产生，并且特异性的作为抗体的靶抗原。Lampe 等研究表明一些在 MOMP 可变区小到一个氨基酸改变的菌株就可以逃避被单克隆抗体和免疫血清中和。②在胞膜内复制，减少暴露于抗体的概率和宿主细胞抗原加工递呈机制。③减轻炎症反应：LPS 介导的宿主细胞活化效能低于其他菌体。④减轻获得性免疫反应：C.t 感染的巨噬细胞分泌的肿瘤坏死因子和胞质内 C.t 蛋白酶的分泌都可降解 MHC 转录必需的转录因子，从而下调 IFN-γ 介导的 MHCI 和 II 表达。⑤可以多种形式存在于宿主细胞内：在暴露于抗生素、营养不良、IFN-γ 等细胞因子作用后，C.t 可表现为持续存在的非复制形式，上调有助于胞内生存的基因，持续存在形式仍保持可变状态，一旦脱离上述不利条件即可快速恢复正常发育周期。⑥表达编码色氨酸合成酶的基因，C.t 生殖道种属的色氨酸抑制物在吲哚存在的情形下，可阻抑 IFN-γ 的抑制生长作用。

29. 设计和研发沙眼衣原体疫苗的当前挑战

衣原体有独特的发育周期，多个血抗原构象复杂，感染可同时引起保护性和病理性免疫反应，这些因素都给疫苗研制带来困难。衣原体疫苗尽管已经历了全菌疫苗、亚单位疫苗、DNA 疫苗时代，并发展了一些新疫苗策略，但迄今仍没有可用于临床的对抗衣原体的有效疫苗。

开发有效的衣原体疫苗面临三个重要的相互包含的挑战。

第一个挑战已取得很大进展。它包括确定介导感染清除和建立保护性免疫的免疫效应子，即确定哪种免疫参数是重要的。其基本意义在于形成疫苗评估和测试的基础。该目标包括分析衣原体感染在人类和实验动物模型中的功能性免疫生物学，从而阐明抗体、T细胞、细胞因子及其他先天和后天免疫因素在衣原体清除和对感染的获得性免疫中的作用。动物模型对此非常有用。现已明确衣原体主要受T细胞效应子控制，包括由细胞因子[如干扰素γ（IFN-γ）]诱导的抗微生物过程。为确保在动物模型中确认的参数（如Th1、CD4/CD8细胞和分泌性IgA和IgG）可用于人类疾病，需要更多的人类研究或模拟人类免疫力的模型系统。目前已建立了具有人类免疫系统的转基因小鼠，这能检测人类免疫效应子能否在那些动物中控制衣原体感染。现在，人们已知道怎样诱导可控制衣原体的宿主免疫效应子，然而由于大多数免疫效应子是在动物模型中确认的，因此，需要在人体中重复这些结果。几个实验室正致力于这些人体研究。

第二个挑战是寻找能诱导这些免疫效应子的最佳方式，也就是说，如何经实验或通过其他生物学规则，选择一种合适的候选疫苗，从而能在预防感染和疾病水平上诱导期望的免疫效应子。在这个方面，由于完整的衣原体包含致病成分，而且缺乏基因修饰衣原体产生安全减毒株的手段，因此亚单位疫苗成为当前衣原体疫苗设计的重点。

从历史上来看，衣原体疫苗研究的早期，人们因发现全细胞衣原体灭活疫苗免疫人体后，特别在沙眼流行区，当接种者再感染时，相当数量患者的病情似更严重而感到害怕。因此，人们担心衣原体是既具有免疫原性（免疫保护性）又具有免疫病理性的抗原。此外，为防止衣原体在人群中进一步传播，迫切需要优先开发防止感染的预防性疫苗，而非能预防感染者发生后遗症的治疗性疫苗。总体来说，衣原体基因组学和蛋白质组学的持续发展将能扩充候选抗原库，从而有利于疫苗选择。

　　第三个挑战直接来源于衣原体亚单位疫苗的选择，这就需要开发有效的接种系统来增强对候选亚单位疫苗的免疫应答，从而确保在黏膜感染部位产生保护性免疫。这是当前最重要的挑战，由于基因组序列是可利用的，与免疫力有关的免疫效应子也已确认，因此，现在的挑战是如何构建有效的、能增强抗候选疫苗免疫应答的载体和佐剂。

　　许多实验性候选疫苗均能在动物模型（包括小鼠、豚鼠和非人灵长类动物）中提供保护作用。但所获得的保护作用均是微弱、不完全和暂时的。已知诱导高效 Th1 应答的能力与建立保护性免疫之间密切相关。因此，如何在现有水平上设计接种系统和有效的佐剂是当前的挑战。尽管存在这些挑战和缺乏遗传操作该病原体所需的工具，然而，迈向衣原体疫苗的进程已得到很大的发展。这主要归因于新型分子、免疫和遗传方法学的重大发展、多种学科和技术的交汇（包括细胞免疫学、细胞因子生物学、基因敲除模型系统）及衣原体细胞生物学、基因组学和蛋白质组学的进展。

最后，考虑到疫苗需求的迫切性和巨大挑战，具有部分保护作用、可防止严重后遗症的疫苗将成为控制衣原体感染的可接受的短期目标。为拓宽衣原体生物学、宿主抵抗衣原体的预防机制和增强保护性黏膜免疫的现代疫苗学方法等知识的前沿，需要更多研究上的努力和支持。特别值得关注的研究领域包括更好地理解宿主免疫力抗衣原体的免疫调节，及基因组、蛋白质组和生物信息学方法，从而确认稳定的候选疫苗及研制有效的接种系统和佐剂。由于衣原体疫苗的研究历史只有几十年，随着对衣原体基因序列、操纵、结构、功能、致病机制的进一步研究和探索，以及新型佐剂和疫苗接种途径的不断问世，相信预防和治疗衣原体感染的疫苗会很快问世。

参考文献

1. Zhao L，Gao X，Peng Y，et al. Differential modulating effect of natural killer（NK）T cells on interferon-gamma production and cytotoxic function of NK cells and its relationship with NK subsets in chlamydia muridarum infecton.Immunology，2011，134（10）：172-184.

2. Armatage CW，OMeara CP，Harvie MC，et al. Evalution of intra and extra epithelial secretory IgA（SigA）in chlamydial infections. Immunology，2014，143（4）：520-530.

3. David C，Mabey W，Hu V，et al. Towarda a safe and effective chlamydial

vaccine.Lessons from the eye. Vaccine, 2014, 20 (4): 1572-1578.

4. Huston WM, Harvie M, Mittal A, et al. Vaccination top protect against infection of the female reproductive tract. Expert Rev Clin Immunol, 2012, 8 (1): 81-94.

5. Hafner LM, McNeilly C. Vaccines for chlamydia infections of the female genital tract.Future Microbiol, 2008, 3 (1): 67-77.

6. Brunham RC. Immunity to chlamydia trachlmatis. Infect Dis, 2013, 207 (12): 1796-1797.

7. Inic Kanada A, Stojanovic M, Schlacher S, et al. Delivery of chlamydial Adhes in NPmpC subunit vaccine to the ocularmucosausing particular tecarriers. PLos One, 2015, 10 (12): e0144380.

8. Vasilevsky S, Greub G, Nardelli-Haefliger D, et al. Genital chlamydia trachmatis:understanding the role of innate and adaptive immunity in vaccine research. Clin Microbiol Rev, 2014, 27 (2): 346-370.

9. Pal S, Tatarenkova OV, de la Maza LM. A vaccine formulated with the major outer membrane protein in canprotect C3H/HeN, ahighly suscep tiblestrain of mice, from a chlamydia muridia rum genital challenge. Immunology, 2015, 146 (3): 432-443.

10. Tifrea DF, Ralli-Jain P, Pal S, et al. Vaccination with the recombinant major outer membrane protein elicits anti bodies to the constant domains and induces cross serovar protection against intra nasal challenge with chlamydia tachomatis. J Infect Immun, 2013, 81 (5): 1741-1750.

11. Ou C，Tian D，Ling Y，et al. Evalution of an ompA based phage mediated DNA vaccine against chlamydia abortus in piglets. J Int Immunopharmacol，2013，16(4)：505-510.

"新旧转变"重要时刻，对衣原体认识和推荐治疗需要国际性改变

沙眼衣原体（Chlamydia trachomatis，C.t）泌尿生殖道感染是近年来国内外最常见的性传播疾病，最新数据显示 2015 年美国共有 150 多万衣原体感染者，相当于每 10 万人中就有 478.8 人感染，其中女性感染者约有 104 万例。2008—2015 年中国 105 个性病监测点报告的生殖道 C.t 感染病例资料分析结果表明，生殖道沙眼衣原体感染报告发病率由 2008 年的 32.48/10 万增长到 2015 年的 37.18/10 万，年均增长 1.95%。目前很多国家对于 C.t 感染尚缺乏认识，缺乏有关 C.t 感染状况的流行病学资料。我国 2006 年之前的性病监测报告系统一直未将衣原体泌尿生殖道感染作为单独的性传播感染进行报告，而是将其并入非淋菌性尿道炎进行报告。

但是，沙眼衣原体生殖道感染已经处在重要的转变时刻，不仅仅是已经发生的概念和病变范围的标化，而且在诊断治疗上也

会发生重大改变。

30. 生殖道沙眼衣原体感染的治疗推荐方案将会改变

从非淋菌性尿道炎到沙眼衣原体生殖道感染，不仅仅是概念发生了重大变化，更主要的是病变范围从过去的尿道扩展到整个生殖道。然而近 20 多年治疗却没有相应改变，直到 2015 年的美国疾病预防控制中心（CDC）的性病诊疗指南，推荐治疗依然是阿奇霉素 1 克，单次口服；多西环素 0.1 克，2 次 / 日，共 7 ～ 10 日。其依据之一是沙眼衣原体细胞培养对这两种抗生素始终敏感，而另一项依据则是经过 meta 分析的多项大数据临床观察中两者的治愈率能达到 97% ～ 98%。然而，临床实践中很多患者的治疗结果并不令人满意，临床治疗中有越来越多的失败现象；一些患者尽管多次或延长疗程也没有获得满意效果。治疗后有病原学随访的治愈率明显降低，经过 3 次病原学随访的三大类抗生素治疗沙眼衣原体的治愈率不足 70%。显然，衣原体感染到前列腺、盆腔与仅感染尿道、宫颈的治疗并不能等同。而目前国内外对于确切的 C.t 感染抗生素疗效评价及最适宜治疗方案尚存在争议，需要进一步长期大样本临床观察研究以及相关实验室研究的补充。

31. 治疗后必须进行病原学随访，且需多次

早在 2006 年，美国 CDC 衣原体诊疗指南就将衣原体感染的随访定义为：不建议对应用推荐方案或替代方案治疗的患者在完成治疗 3～4 周后进行随访评价疗效，除非症状持续或怀疑重新感染。C.t 感染者应该在治疗后 3 个月复查。而 2010 年和 2015 年指南依然沿用。尽管包括美国在内的许多国家 CDC 诊疗指南不建议在普通 C.t 治疗后的随访中使用实验室复查，但是大部分国内外发表的文献还是应用了病原学检测作为重要的判愈标准。各地对 C.t 感染的判愈标准有较大的差异，而国内文献中判愈多是临床与病原学检测结合，有的文献将治愈标准定为疗程结束 1 周后临床症状消失，病原学检测 C.t 阴性。但是疗程结束 1 周即进行的病原学检测，患者分泌物中可能残留有死亡的 C.t 而出现假阳性结果；也可能由于药物在体内还有存留，被抑制的少量沙眼衣原体未检出，出现假阴性的结果。部分文献将这一部分归入介于治愈与无效之间的有效病例内，其他则将这一部分人归为治疗无效的病例。

在国外研究中，Charlotte 等学者对 33 例感染 C.t 的女高中生进行随访，发现她们在服用阿奇霉素治疗后，分泌物中的 C.t 在一段时期内保持阳性，直到 16 日以后，所有观察对象分泌物中 C.t 全部转阴。也说明停药 1 周化验并不恰当。牛津大学发表的文献中，Roxana Rustumjee 等以服药 2 周后复查分泌物中的 CT 阴性为判愈标准。还有些英国学者在实验中使用的判愈标准

是服药后 5 周，病原学检查阴性为治愈。

在制定复查时间上，笔者二十年来一直沿用的是治疗结束后第 1 个月、2 个月、3 个月复查。有四方面的考虑：①治疗衣原体的药物半衰期较长，多次半衰期后才可能失去对衣原体生长的抑制；②衣原体生长缓慢，尤其是在不利条件下；③标本采集时刻的采集处没有衣原体，而其上生殖道存在，因此鼓励患者排前列腺液后检查；或鼓励晨尿前采集标本，唯恐很少的衣原体被尿液冲走；④化验误差。至今除未广泛开展的核酸技术外，其他检查的敏感性和特异性均未达到理想的高度。

本科室应用这种随访显示，1 疗程后一个月的第一次复查有69.16% 阴性率，第二次复查还有 5.63% 的患者出现阳性，有统计学意义，所以第二次复查是必要的。而第三次复查还发现个别出现阳性，占 0.66%，这一数据没有统计学意义，所以没有推荐常规做第三次复查，但为大规模评估，笔者认为第三次还是必要的。相信随着临床调查的深入及检测手段的更新，中外会就随访时间达成共识，更好的监测 C.t 的治愈率。

32. 泌尿生殖道沙眼衣原体治疗失败与持续感染将逐渐被认同

在临床工作中，C.t 耐药性长期以来被认为是一种罕见的现象，尽管关于指南推荐的治疗方案，尤其是阿奇霉素治疗失败的病例报道与日俱增，但大多数医师依然考虑其与衣原体重复感染、耐药突变菌株等关系密切。近些年，随着衣原体持续感染状态的体内体外模型研究逐步建立，衣原体的治疗失败与持续感染间的关系被逐渐认同。持续感染状态由宿主的免疫清除作用与衣原体的免疫逃逸作用共同造成。在此状态下，衣原体始终存在但培养结果阴性，其生长周期发生了改变，异常增大的多形性网状体（reticulatebody，RB）不再进行二分裂，也不再转化为原体（reticulatebody，RB），但仍持续复制它们的染色体。一些研究表明持续感染状态下的 C.t 可表现为低代谢活性状态，从而对多种抗生素敏感性降低。体外模型研究表明持续感染可以被青霉素治疗、氨基酸缺乏状态、缺铁状态、IFN-γ 介导、Ⅱ型单纯疱疹病毒合并感染、单核细胞感染、噬菌体感染、连续培养等多种情况诱导。但持续感染的相关分子机制依然不明确，需要更深入研究来为临床治疗开辟新的途径。

33. 临床检验方法将以核酸检测为主

由于沙眼衣原体是专性真核细胞内寄生的微生物，因此细胞培养是诊断和鉴定 CT 的金标准。但由于其存在标本采集运输困难、实验技术复杂、阳性检出率低等制约性，在临床应用并不广泛，多被逐渐应用于实验室研究领域，其金标准地位越来越受到核酸检测等更敏感方法的挑战。核酸扩增试验（NAAT）手段具有很高的特异性与敏感性，WHO 已将其作为扩大的 C.t 感染实验室诊断金标准。NAAT 不仅能检验宫颈和尿道标本，也可用于尿液标本检验。目前需克服的缺点在于其成本较高，且在标本中存在抑制物时可能出现假阴性。NAAT 甚至可以通过扩增靶向染色体基因，如 ompA 或 rRNA 基因，来检测质粒变异的衣原体。

未来实验室检测手段将趋于多元化，如多重 PCR 检验手段（multiplex PCR）。其具有高效性特点，可在同一 PCR 反应管内同时检出多种病原微生物，或对有多型别的目的基因进行分型，从而大大节约时间与经费开支，而 DNA 微阵列技术（DNA microarray）作为检测基因多态性的生物芯片将会逐步应用于临床检验领域，使衣原体检验更加快捷准确。

34. 使用抗生素仍是主要治疗方法，但会附加其他方法

（1）抗生素联合应用

在临床实践中，越来越多 C.t 泌尿生殖道感染病例体现出持续、反复的特点，规范的抗菌治疗可能已不能达到满意的临床疗效。而体外药敏结果与实际临床用药的不一致性也困扰着临床医生。因此，联合用药应运而生成为衣原体持续感染的解决方案之一。多项体内临床研究表明，阿奇霉素和利福平组合、莫西沙星与阿奇霉素联用可产生高于应用单一药物产生的抗菌活性。而在体外模型研究显示，长期单一抗生素治疗可能导致耐药突变菌株的出现，其研究范围涵盖司帕沙星、氧氟沙星、环丙沙星、利福平和阿奇霉素。但在联合用药过程中要注意药物的协同性与拮抗

性，比如莫西沙星与米诺环素联用由于相互拮抗作用，其抗菌效果大大降低，因此联合用药需要依靠联合药敏试验结果指导其在临床中的应用。

(2) 辅助抗生素治疗的相关制剂

由于色氨酸不足会引发 C.t 持续性感染，因此 Aiyar 等研究指出，将色氨酸增剂及色氨酸代谢酶抑制剂与抗生素联用，均能使持续感染中的网状体恢复活性，进而使抗生素能更好地作用于 C.t，达到清除 C.t 的目的。目前抗生素治疗存在的最大制约在于其难以到达衣原体变异网状体内，即使到达也难以达到治疗所需浓度；因此，Toti 等研究发现，丙 - 乙交酯聚合物（PLGA）制成的纳米胶囊可成功包裹利福平和阿奇霉素进入变异网状体内，而包裹这两种抗生素对减少包涵体数量的效果优于包裹单一抗生素，因此纳米胶囊也许可能作为靶向治疗发挥更大的作用。而Ⅲ型分泌系统抑制剂、衣原体酶抑制剂和阻断宿主细胞必需功能的生物制剂均在动物模型中取得了进展，而将肽聚糖（PPG）合成位点作为潜在的药物靶位而产生的 PPG 合成抑制剂也在观察 β 内酰胺类药物作用的实验中得到肯定。目前虽然此类辅助制剂尚处于细胞或动物模型阶段，相信随着研究深入终会成为衣原体治疗的助推剂。

(3) 维生素 D 和增加衣原体对抗衣原体药物的敏感性。

维生素 D 是人体必需的营养物质，具有广泛的生物学效应。尤其是维生素 D 与特异性免疫、非特异性免疫及感染性疾病如麻风病、结核、流感等的密切关系。经过数十年的研究，科学家已经揭示了维生素 D 对多种感染性疾病有很好的辅助治疗作用。

有关泌尿生殖道沙眼衣原体感染是否也与个人维生素 D 水平有关系，我们课题组进行了 8 年的相关研究。从细胞水平、动物水平直到临床患者都进行了相应的探索。不仅发现 1，25-OHD3 预处理的 McCoy 细胞 C.t 包涵体出现时间延迟，包涵体数目减少；1，25-OHD3 预处理的 HeLa 细胞的易感性降低。还发现应用补充维生素 D_3 辅助治疗，在血清水平维生素 D 较低的 20～39 年龄组中感染人群治愈率数值高于未补充组。

（4）光疗

Wasson 等指出，405nm 紫外光对胞内 C.t 的生长具有抑制效应，并伴有促炎细胞因子 IL-6 的减少。Marti 等通过研究水滤红外线 A 联合可见光照射治疗表明，其可使宿主细胞中衣原体 EB 感染性降低，包涵体和变异网状体数量减少，其机制可能与照射对衣原体的热效应有关。因此光疗可能作为治疗持续复发性衣原体感染的潜在手段而实现其更大的临床价值。

（5）衣原体疫苗治疗

衣原体预防性和治疗性疫苗研究目前较为深入，多种研究显示全菌体疫苗，无论是减毒活疫苗亦或是灭活疫苗，其保护作用均比抗原纯化获得的疫苗显著。近年来，DNA 疫苗成为了免疫治疗发展的新方向，注射编码外源目的基因的质粒 DNA，可刺激宿主体内产生保护性免疫。而最新研究显示质粒缺陷菌株

（plasmid freestrains）可能诱导机体产生足够强的免疫应答能力，未来可能成为衣原体疫苗最佳方案，但依然需要充分了解其分子机制，攻克其减毒或灭活流程的技术难题。

（6）衣原体噬菌体治疗

近年来国内外研究均显示，衣原体噬菌体可通过改变衣原体的生长发育周期特性来阻止网状体分裂及原体的形成，从而有望成为解决抗生素难以将 C.t 从人体中彻底清除这一问题的有效手段而具有广阔的临床前景。

35. 衣原体可能是一些非感染性疾病的原因

C.t 共分为 19 种主要血清型。A～C 血清型可引起沙眼，D～K 型通常局限于黏膜表面致生殖道感染（尿道炎、宫颈炎），而 L1～L3 型具有淋巴系统侵袭感染性，会引发性病性淋巴肉芽肿（lympho granuloma venereum，LGV）。

最新研究认为，由于 C.t 感染人群中常存在口交、肛交等性交方式，因此 C.t 生殖道胃肠道播散以及胃肠道定植的报道越来越多的出现。而胃肠道慢性长期 C.t 感染会造成 C.t 的抗生素规避现象，从而产生耐药性造成治疗失败。早在 1990 年，Orda 通过间接免疫过氧化物酶测定来检测 35 例炎性肠病（inflammatory bowel disease，IBD）患者血清，结果显示绝大多数炎性肠病患者血清中含高滴度沙眼衣原体 IgG 抗体，提示 IBD 中 C.t 可能有较高的感染率，尤其是在克罗恩病中。由于 LGV 和 IBD 均会表现为肉芽肿和瘘管形成，因此推测可能机制与抗衣原体抗体造成黏膜免疫调节异常有关。

LGV 由于其对于淋巴系统的强侵袭力及反复炎症刺激，其癌变风险也是临床工作的新关注点，笔者曾报道 1 例 LGV 合并皮肤鳞状细胞癌病例，患者 RFLP 分型为 L3 型，衣原体多代培养阳性，而右腹股沟疣状增生处活检提示皮肤高分化鳞状细胞癌。

肺炎衣原体所致心内膜炎及动脉硬化已被广泛研究，而 C.t 与心血管疾病的关系还有待进一步报道。国外专家指出血培养阴性患者的细菌性心内膜炎、心肌炎、扩张型心肌病等可能与沙眼衣原体感染有关，而目前仅在手术活检或者尸检时才能明确此种关联。近些年有研究表明，在一项 20 例心肌炎患者的心血管磁共振和心内膜心肌活检调查中，心肌标本的阳性 PCR 结果检出率最高为 C.t（80%）。其可能机制同样类似自身免疫性疾病，一旦患者携带 C.t，则易造成心肌细胞促炎症反应，从而造成宿主心肌特异性表位自身抗体的产生及诱导产生衣原体介导的心脏疾病。

沙眼衣原体同样是引起反应性关节炎的病原菌之一，由于大多数患者处于无症状期，因此诊断 C.t 感染具有挑战性。目前常用手段是对患者关节液、尿液标本进行核酸检测。同时反应性关节炎可能具有年龄相关性，年轻男性更易患此病。

36. 相关基础研究

衣原体全基因组蛋白质芯片现已进入临床试验阶段，它们可以识别急性感染和持续感染状态下差异表达的衣原体抗原，从而应用此类数据丰富诊断手段。目前面临的挑战是如何选择准确的蛋白标志物去检测。衣原体 HSP60 蛋白持续表达可继发细胞介导的免疫应答产生干扰素 γ，最终造成慢性炎症反应产生严重的后遗症。或许衣原体特异性抗 HSP 蛋白抗体可以尝试作为慢性沙眼衣原体感染的检测标志物。一些最新研究显示，衣原体蛋白酶样活性因子（CPAF）可能与衣原体抗凋亡机制相关。细胞毒素和Ⅲ型分泌系统目前被描述为毒力因子，但由于缺乏遗传学证据，因此人们对其了解还很有限。随着 C.t 全基因组测序及基因注释工作的展开，人们对衣原体发育过程中合成的多种蛋白质研究也是逐步深入。这些蛋白的结构和功能不同，充分认识其特性对衣原体的致病机制、免疫应答机制的研究及高效基因工程疫苗的研制将会产生重要的影响。

37. 精准治疗的探索，在沙眼衣原体治疗中很有希望

作为美国和我国的国家战略，精准医疗如火如荼正在进行。个人理解，靶目标检测和靶向治疗才算是真正意义上的精准医疗，而现今临床能达到这种程度的非常少，更多的是病因不清、机制不明的疾病。病因不清，何谈精准医疗？即使病因清楚，如感染疾病的病原体，抗病原体药物在针对目的病原体作用的同时，也作用于其他病原体，引起微环境改变和菌群失调，也难算得上严格意义上的精准治疗。只有专一的噬菌体才只针对希望作

用的病原体。病原的噬菌体治疗应该是自然科学意义上的最准确的精准医疗。

精准医疗是最理想的医疗，需要政治的推动；但精准医疗却是实实在在的科学，需要扎扎实实的疾病病因研究、机制研究、靶目标空间构型的时空定位、治疗措施特异结合的探讨，这一过程需要长期、扎实、艰苦的努力。

噬菌体疗法是以噬菌体治疗致病菌感染的一种治疗方法。噬菌体与普通药物相比更为特异。它们可能不仅对宿主的组织而且对其他一些有益菌比如肠道菌群无害，同时减少机会性感染的可能。噬菌体疗法有较高的治疗指数，即被认为很少引发不良反应，如抗药性、肝脏压力。因为噬菌体在体内复制，一个很小的有效剂量就可以发挥作用。另一方面，具有高专一性，只对一或几种细菌有效。

噬菌体疗法在人类医学的应用潜力同口腔医学、兽医学、农业一样。在噬菌体治疗的主体不是动物的情况下，噬菌体作为治疗方法在前苏联国家广泛应用和发展已近 90 年，同时该疗法在其他多细菌和多微生物引起的感染已通过测试。

噬菌体治疗提供了传统抗生素治疗细菌感染的可替代方法。

衣原体也有自己的噬菌体：Chp1（鹦鹉热衣原体），PhiCPG1（包涵体结膜炎），Chp2（流产衣原体），CPAR39（肺炎衣原体）和 Chp3（家畜衣原体）。截至目前，尚未在沙眼衣原体中发现噬菌体存在的直接证据，但我们的研究团队从侧面证明了其在沙眼衣原体存在的可能。

另外我们在重组衣原体噬菌体和噬菌体多肽对沙眼衣原体的抑制作用方面进行了开拓性研究，迄今为止国际上尚无其他团队做这方面的研究。而病原的噬菌体治疗应该是自然科学意义上的最准确的精准医疗。结语：随着临床和基础研究的深入，对沙眼衣原体和其引起的疾病将会有本质上的认知飞跃，带来的是对沙眼衣原体过去认识的根本改变——沙眼衣原体并非都对抗生素敏感、容易治疗。人类会找出更恰当的方法治疗和对付沙眼衣原体的治疗抵抗和持续感染，同时也能获得对沙眼衣原体生殖道感染高流行的控制，将对减少不孕，优生优育产生深远的影响。

参考文献

1. Peipert JF. Clinical practice. Genital chlamydial infections. N Engl J Med, 2003，349（25）：2424-2430.

2. Workowski KA，Bolan GA. Sexually transmitted disease streatment guidelines, 2015. MMWR Recomm REP，2015，64（RR-03）：1-137.

3. Kong FY，Hocking JS. Treatment challenges for urogenital and anorectal chlamydia trachomatis. BMC Infect Dis，2015，15：293.

4. 王梅，江勇，邵丽丽，等 . 莫西沙星与其他抗沙眼衣原体药物在体外的相互作用观察 . 临床皮肤科杂志，2011，40（1）：6-9.

5. Aiyar A，Quayle AJ，Buckner LR，et al. Influence of the tryptophan-indole-IFN γ axis on human genital chlamydia trachomatis infection：role of vaginal co-

infection. Front Cell Infect Microbiol，2014，4：72.

6. 汤镇，曾丹.持续复发性沙眼衣原体感染治疗的研究进展.检验医学与临床，2016，13（4）：562-565.

7. Toti US，Guru BR，Hali M，et al. Targee delivery of antibiotics to intracellular chlamydial infections using PLGA nanoparticles. Biomaterials，2011，32（27）：6606-6613.

8. Bao X，Gylfe A，Sturdevant GL，et al. Benzylidene acylhydrazides inhibit chlamydial growth in a type III secretion-iron chelation independent manner. J Bacteriol，2014，196（16）：2989-3001.

9. Jacquier N，Frandi A，Viollier PH，et al. Disassembly of a Medial Transenvelope Structure by Antibiotics during Intracellular Division. Chem Biol，2015，22（9）：1217-1227.

10. Packiam M，Weinrick B，Jacobs WJ，et al. Structural characterization of muropeptides from chlamydia trachomatis peptidoglycan by mass spectrometry resolves "chlamydial anomaly". Proc Natl Acad Sci USA，2015，112（37）：11660-11665.

11. Wasson CJ，Zourelias JL，Aardsma NA，et al. Inhibitory effects of 405 nm irradiation on chlamydia trachomatis growth and characterization of the ensuing inflammatory response in HeLa cells. BMC Microbiol，2012，12：176.

12. Marti H，Koscheanez M，Pesch T，et al. Water-filtered infrared a irradiation in combination with visible light inhibits acute chlamydia infection. PLoS ONE，2014，9（7）：e102239.

13. Hafner LM, Wilsin DP, Timms P. Development status and future prospects for a vaccine against chlamydia trachomatis infection. Vaccine, 2014, 32 (14)：1563-1571.

14. 王生，刘全忠.沙眼衣原体持续感染的研究进展.皮肤性病诊疗学杂志，2015，22 (5)：403-406.

15. 马璟玥，刘全忠.衣原体噬菌体的研究进展.微生物学通报，2009, 36 (2)：250-254.

16. Bhattarai SR, Yoo SY, Lee SW, et al. Engineered phage-based therapeutic materials inhibit chlamydia trachomatis intracellular infection. Biomaterials, 2012, 33 (20)：5166-5174.

17. Ali MA, Arnold CA, Singhi AD, et al. Clues to uncommon and easily overlooked infectious diagnoses affecting the GI tract and distinction from their clinicopathologic mimics. Gastrointest Endosc, 2014, 80 (4)：689-706.

18. 刘全忠，李燕，杨秋艳，等.性病性淋巴肉芽肿合并皮肤鳞状细胞癌一例.中华皮肤科杂志，2011, 44 (8)：567-570.

19. Dellegrottaglie S, Russo G, Damiano M, et al. A case of acute myocarditis associated with chlamydia trachomatis infection：role of cardiac MRI in the clinical management. Infection, 2014, 42 (5)：937-940.

20. Taylor Robinson D, Keat A. Observations on chlamydia trachomatis and other microbes in reactive arthritis. Int J STD AIDS, 2015, 26 (3)：139-144.

21. 马璟玥，刘全忠，刘原君，等.沙眼衣原体噬菌体衣壳蛋白 Vp1 血清抗体的检测.中华皮肤科杂志，2009, 42 (5)：360-362.

22. 李玲杰，刘原君，姚卫峰，等.临床标本中沙眼衣原体噬菌体 Vp1 基因及血清 Vp1 抗体的检测.中华皮肤科杂志，2012，45（5）：315-317.

23. 侯淑萍，刘原君，马璟玥，等.衣原体噬菌体 ΦCPG1 衣壳蛋白 Vp1 单克隆抗体的研制及临床应用初探.中华皮肤科杂志，2010，43（5）：320-323.

24. 姚卫峰，卢桂玲，谢艳秋，等.衣原体噬菌体 Vp2 蛋白的生物临床价值分析.天津医药，2014，42（7）：634-637.

25. 刘原君，侯淑萍，卫酒荣，等.衣原体噬菌体 phiCPG1 衣壳蛋白 Vp1 对沙眼衣原体的作用研究.中华微生物学和免疫学杂志，2012，32（5）：403-407.

26. Bhattarai SR，Yoo SY，Lee SW，et al. Engineered phage-based therapeutic materials inhibit chlamydia trachomatis intracellular infection. Biomaterials，2012，33（20）：5166-5174.

出版者后记
Postscript

科学技术文献出版社自 1973 年成立即开始出版医学图书，40 余年来，医学图书的内容和出版形式都发生了很大变化，这些无一不与医学的发展和进步相关。《中国医学临床百家》从 2016 年策划至今，感谢 600 余位权威专家对每本书、每个细节的精雕细琢，现已出版作品近百种。2018 年，丛书全面展开学科总主编制，由各个学科权威专家指导本学科相关出版工作，我们以饱满的热情迎来了《中国医学临床百家》丛书各个分卷的诞生，也期待着《中国医学临床百家》丛书的出版工作更加科学与规范。

近几年，中国的临床医学有了很大的发展，在国际医学领域也开始崭露头角。以北京天坛医院牵头的 CHANCE 研究成果改写美国脑血管病二级预防指南为标志，中国一批临床专家的科研成果正在走向世界。但是，这些权威临床专家的科研成果多数首先发表在国外期刊上，之后才在国内期刊、会议中展现。如果出版专著，又为多人合著，专家个人的观点和成果精华被稀释。为改变这种零落的展现方式，作为科技部所属的唯一一家出版机构，我们有责任为中国的临床医生提供一个系统展示临床研究成果的舞台。为此，我们策划出版了这套高端医学专著——《中国医学临床百家》丛书。

"百家"既指临床各学科的权威专家，也取百家争鸣之义。

丛书中每一本书阐述一种疾病的最新研究成果及专家观点，按年度持续出版，强调医学知识的权威性和时效性，以期细致、连续、全面展示我国临床医学的发展历程。与其他医学专著相比，本丛书具有出版周期短、持续性强、主题突出、内容精练、阅读体验佳等特点。在图书出版的同时，同步通过万方数据库等互联网平台进入全国的医院，让各级临床医师和医学科研人员通过数据库检索到专家观点，并能迅速在临床实践中得以应用。

在与作者沟通过程中，他们对丛书出版的高度认可给了我们坚定的信心。北京协和医院邱贵兴院士说"这个项目是出版界的创新……项目持续开展下去，对促进中国临床学科的发展能起到很大作用"。中国人民解放军第二军医大学孙颖浩校长表示"我鼓励我国的泌尿外科医生把自己的创新成果和宝贵的经验传播给国内同行，我期待本丛书的出版"；北京大学第一医院霍勇教授认为"百家丛书很有意义"。我们感谢这么多临床专家积极参与本丛书的写作，他们在深夜里的奋笔，感动着我们，鼓舞着我们，这是对本丛书的巨大支持，也是对我们出版工作的肯定，我们由衷地感谢作者的支持与付出！

在传统媒体与新兴媒体相融合的今天，打造好这套在互联网时代出版与传播的高端医学专著，为临床科研成果的快速转化服务，为中国临床医学的创新及临床医师诊疗水平的提升服务，我们一直在努力！

科学技术文献出版社

2018 年春

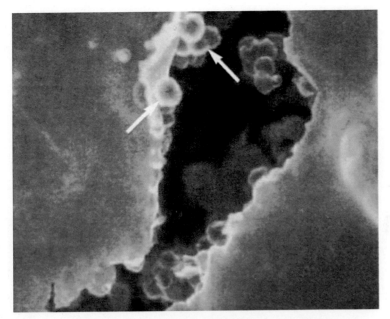

彩插 1　包涵体裂开后内有大量沙眼衣原体的原体（见正文第 002 页）

生殖道沙眼衣原体感染是疾病负担最高的可治愈性传播感染

Global estimates of adults infected with different STIs (2012)

全球感染不同性病的成人数(百万)(2012年)

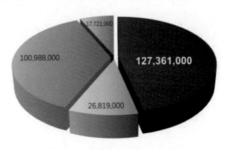

17,721,000
100,988,000
127,361,000
26,819,000

■衣原体　■淋病　■滴虫　■梅毒

彩插 2　2012 年全球感染不同性病的成人数（见正文第 004 页）

STD DIAGNOSES AMONG KEY U.S. POPULATIONS, 5-YEAR TRENDS

	2013	2014	2015	2016	2017*
Chlamydia	1,401,906	1,441,789	1,526,658	1,598,354	1,708,569
Among young women (aged 15 to 24)	715,983	709,170	724,709	735,027	771,340
Gonorrhea	333,004	350,062	395,216	468,514	555,608
Among women	163,208	162,608	173,514	197,499	232,587
Among men	169,130	186,943	221,070	270,033	322,169
Primary & secondary syphilis	17,375	19,999	23,872	27,814	30,644
Among MSM**	10,451	12,226	14,229	16,149	17,736
Combined cases	**1,752,285**	**1,811,850**	**1,945,746**	**2,094,682**	**2,294,821**

*Preliminary data
**Men who have sex with men

For more information, visit
cdc.gov/nchhstp/newsroom

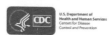

U.S. Department of
Health and Human Services
Centers for Disease
Control and Prevention

彩插3　2013—2017年美国沙眼衣原体生殖道感染的发病率与所占比（见正文第004页）

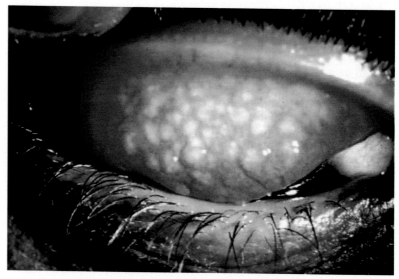

彩插4　睑结膜表面形成的外观（见正文第008页）

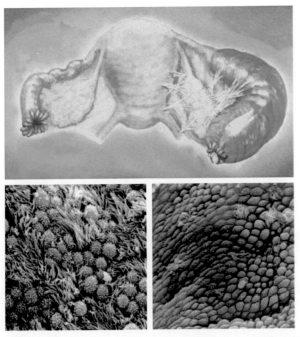

彩插 5　输卵管早期水肿（上），晚期纤维化瘢痕（下）（见正文第 009 页）

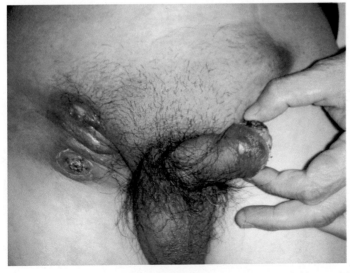

彩插 6　性病性淋巴肉芽肿的沟槽征和喷壶样外观（见正文第 010 页）

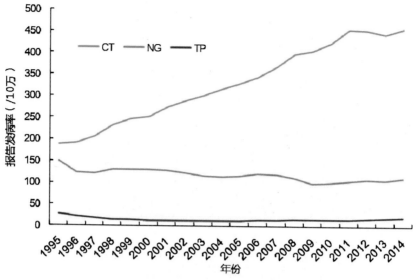

彩插 7　美国 1995—2014 年生殖道沙眼衣原体感染发病率（见正文第 014 页）

这些国家的监测结果都发现衣原体感染的报告病例数增加

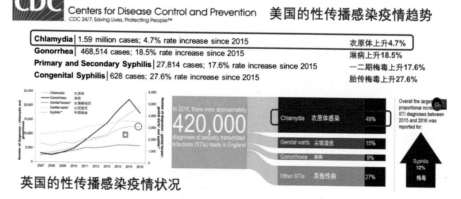

彩插 8　美国和英国衣原体感染率一直在上升（见正文第 016 页）

我国衣原体感染发现病例数增加但发现报告存在严重不足

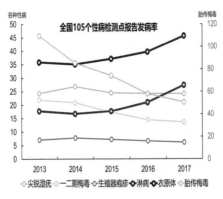

全国105个性检测点报告发病率

横轴: 2013 2014 2015 2016 2017

◇尖锐湿疣 ─一二期梅毒 ─◇生殖器疱疹 ─◇淋病 ─●衣原体 ─◇胎传梅毒

我国与部分发达国家的生殖道沙眼衣原体感染报告发病率

国家	报告年份	资料来源	报告发病率 (/10万)
中国	2017	105个监测点监测资料	45
美国	2016	全国监测资料	497
加拿大	2015	全国监测资料	325
英国	2016	全国监测资料	369
澳大利亚	2016	全国监测资料	409

彩插 9　中国衣原体感染的报病数很低（见正文第 018 页）

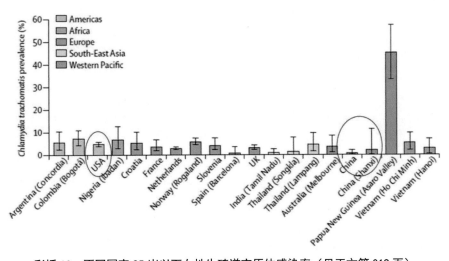

彩插 10　不同国家 25 岁以下女性生殖道衣原体感染率（见正文第 019 页）

WHO西太区是生殖道沙眼衣原体感染疾病负担最高的地区

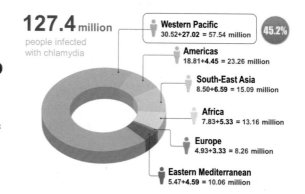

People infected with CT by WHO region (2016)

沙眼衣原体感染病人地区分布
(2016年)

127.4million
people infected with chlamydia

Western Pacific
30.52+27.02 = 57.54 million **45.2%**

Americas
18.81+4.45 = 23.26 million

South-East Asia
8.50+6.59 = 15.09 million

Africa
7.83+5.33 = 13.16 million

Europe
4.93+3.33 = 8.26 million

Eastern Mediterranean
5.47+4.59 = 10.06 million

彩插 11　中国部分地区沙眼衣原体生殖道感染的负担估计（见正文第 021 页）

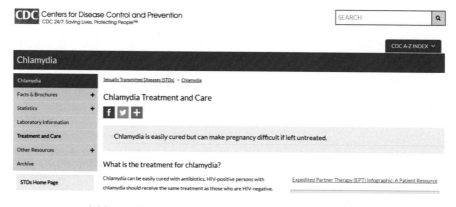

彩插 12　美国 CDC 关于衣原体治疗（见正文第 041 页）

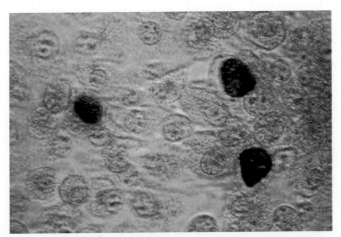

彩插 13　细胞培养下的药物敏感试验：三大类及利福平均非常敏感（见正文第 042 页）

沙眼衣原体耐药及耐药机制的探讨

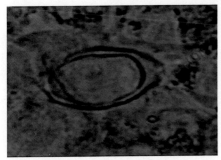

耐药菌株包涵体的形态

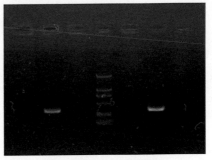

tetM 基因的扩增结果

彩插 14　沙眼衣原体耐药及其耐药基因（见正文第 051 页）

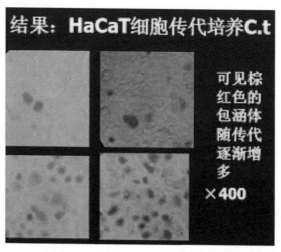

彩插 15　人源表皮细胞培养药敏实验（未发表）（见正文第 052 页）

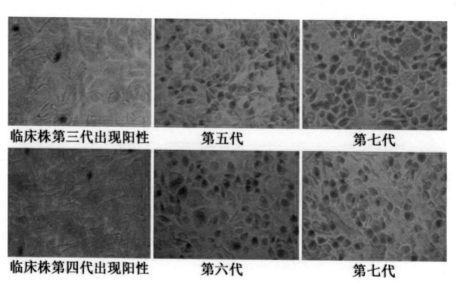

彩插 16　临床株多次传代培养结果（见正文第 053 页）

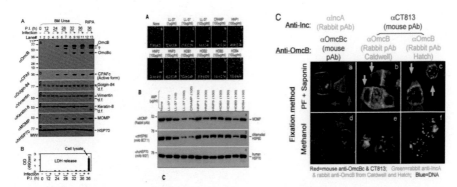

彩插 17　治疗抵抗和持续感染的沙眼衣原体蛋白变化情况（见正文第 054 页）

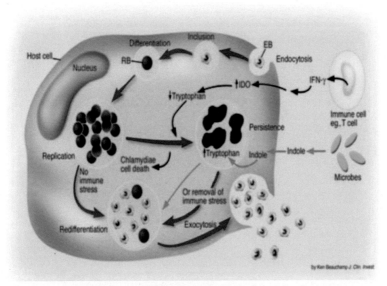

彩插 18　衣原体独特的生活周期和高抵抗力的变异体（见正文第 077 页）

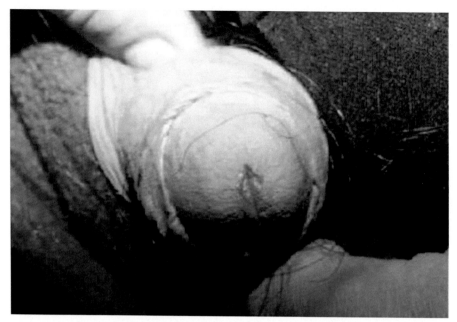

彩插 19　尿道口轻度唇样外翻，尿道口充血（见正文第 101 页）

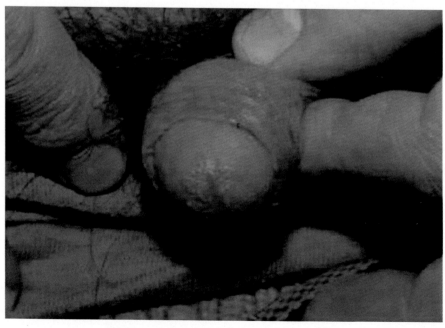

彩插 20　尿道口带状红斑（见正文第 101 页）

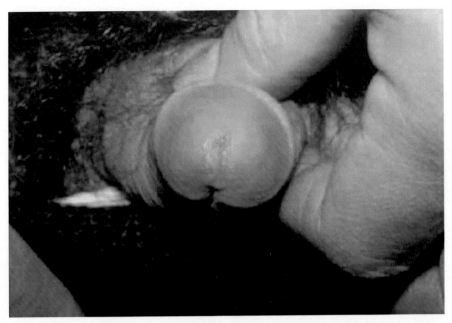

彩插 21　尿道口"糊口"现象（见正文第 101 页）

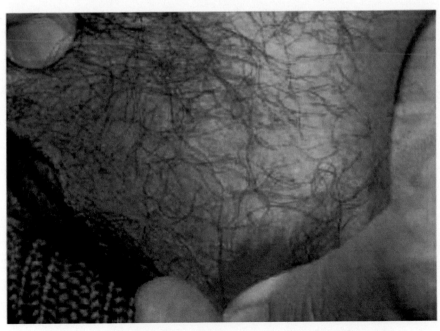

彩插 22　急性衣原体附睾炎，局部红、肿、热、痛（见正文第 102 页）

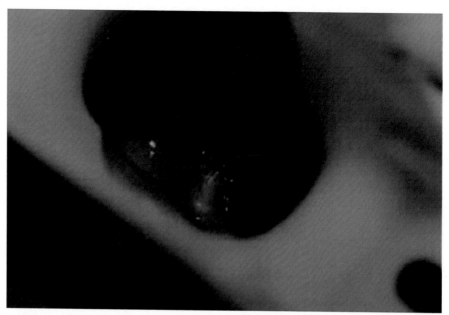

彩插 23　黏液性宫颈炎，可见点状充血、水肿及黏液样分泌物（见正文第 103 页）

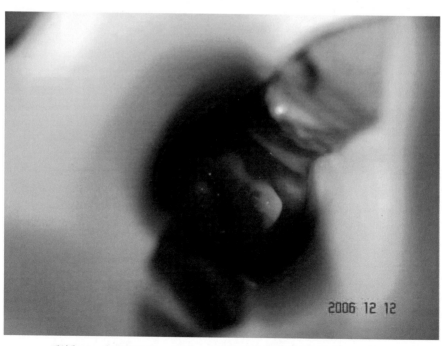

2006 12 12

彩插 24　宫颈口充血，糜烂，白色黏液分泌物（见正文第 103 页）

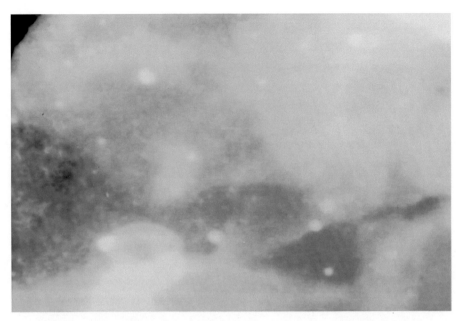

彩插 25　荧光显微镜下的衣原体原体和始体（1000×）（见正文第 106 页）

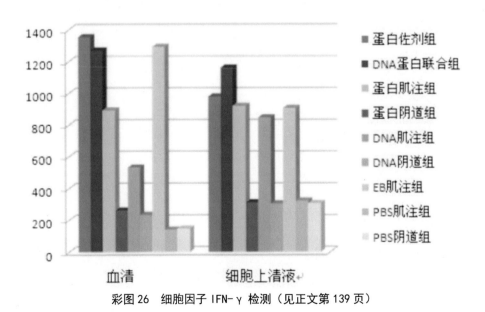

彩图 26　细胞因子 IFN-γ 检测（见正文第 139 页）

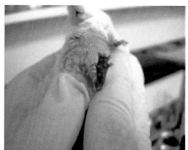

蛋白佐剂组

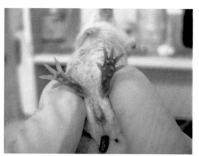

DNA 蛋白联合组

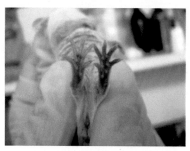

蛋白肌注组

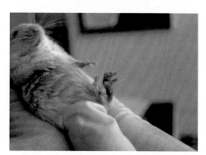

DNA 肌注组

彩插 27　小鼠迟发型超敏反应（见正文第 139 页）

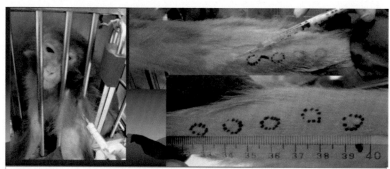

恒河猴分组	IgG		sIgA	
	攻击前	攻击后	攻击前	攻击后
佐剂组	0.841±0.315	0.793±0.156	0.095±0.087	0.131±0.022
佐剂蛋白组	1.718±0.213 ***	2.135±0.417 *** ▲	0.292±0.036***	0.324±0.053 *** ▲
对照组	0.791±0.437	0.851±0.309	0.144±0.058	0.110±0.072

与对照组：*$P<0.05$，与佐剂组：**$P<0.05$，与攻击前：▲$P<0.05$

Compared with the negative group: *$P<0.05$, compared with FCA group: **$P<0.05$, before the attack: ▲P <0.05

彩插 28　E 型沙眼衣原体重组主外膜蛋白对恒河猴的细胞免疫及体液免疫原性研究
（见正文第 140 页）